AUS DEM LABORATORIUM DER PSYCHIATRISCHEN KLINIK DER
UNIVERSITÄT HEIDELBERG (DIREKTOR: PROF. DR. F. NISSL)

# BEITRAG ZUM HISTOLOGISCHEN VERHALTEN DER NERVENZELLEN NACH EINFÜHRUNG VON ABRIN BEI GIFTEMPFINDLICHEN UND IMMUNISIERTEN TIEREN

## INAUGURAL-DISSERTATION

ZUR

ERLANGUNG DER DOKTORWÜRDE EINER
HOHEN MEDIZINISCHEN FAKULTÄT DER RUPRECHT-KARLS-
UNIVERSITÄT HEIDELBERG

VORGELEGT VON

## WILHELM LAHM

MIT 16 TEXTFIGUREN

Springer-Verlag Berlin Heidelberg GmbH 1913

GEDRUCKT MIT GENEHMIGUNG DER MEDIZINISCHEN FAKULTÄT
DER UNIVERSITÄT HEIDELBERG

DEKAN:                                    REFERENT:
PROF. FLEINER                    PROF. NISSL

ISBN 978-3-662-24500-2      ISBN 978-3-662-26644-1 (eBook)
DOI 10.1007/978-3-662-26644-1

Softcover reprint of the hardcover 1st edition 1913

Meinen lieben Eltern!

Die vorliegende Arbeit ist unter Benützung einer von der medizinischen Fakultät preisgekrönten Preisarbeit entstanden. Ziel und Methode scheinen klar zu sein: man immunisiere Tiere — sei es aktiv, sei es passiv —, untersuche den Zustand oder die Veränderung der Nervenzellen, gebe dann Toxin und lerne die Reaktion der Nervenzellen gegen diesen neuen Reiz kennen.

Die Feststellung dieser Reaktion geschieht durch die verschiedenen Methoden der pathologisch-histologischen Technik, in erster Linie durch die von Nissl in den achtziger Jahren des vorigen Jahrhunderts eingeführte Färbung mit basischen Anilinfarben (Methylenblau, Thionin), dann durch Bielschowskys Fibrillenimprägnation; zum Nachweis bzw. zur Charakterisierung der Abbauprodukte verwendet man Alzheimers Methoden.

Zu einem genaueren Studium der dadurch ermittelten Verhältnisse kommt weiter noch hinzu die Anwendung des ganzen Heeres der in der pathologischen Anatomie des Zentralnervensystems gebräuchlichen Techniken, besonders der Kernfärbemethoden (M. Haidenhains Eisenalaunhämatoxylin) und der Markfasermethoden (Spielmeyers Methode am Gefrierschnitt, Marchi- ev. Weigert-Methode).

Für eine ausreichende Beurteilung der gefundenen Verhältnisse ist es natürlich unerläßlich, daß man einerseits das normale Bild der Nervenzelle kennt, und andererseits die Veränderungen, welche das betreffende Toxin bedingt. Dabei sind Dosis und Zeit — die zwei Komponenten, von denen die Schwere der Veränderungen in der Hauptsache abhängig sind — vielfach zu variieren, um alle Phasen eines etwa vorhandenen krankhaften Vorganges verfolgen zu können.

Hat man passiv immunisierte Tiere in die Untersuchung einbegriffen, so muß man auch die Wirkung des Serums allein untersuchen, und dieses um so mehr, weil die meisten Sera zur Konservierung einen Zusatz von etwa 0,5% Phenol (Kresol) enthalten, dessen schädigende Wirkung auf die Nieren und damit auf die Konstanz der Gewebesäfte bekannt ist. Es sei jedoch an dieser Stelle schon bemerkt, daß dieser Phenolzusatz für unsere Versuchsreihen keine Rolle spielt; denn es wurde im höchsten Falle nur 1 ccm Serum, also 0,005 g Phenol, gegeben. Man weiß außerdem, daß das Phenol außerordentlich schnell durch die Nieren vollständig ausgeschieden wird [Ziegler[1])], so daß eine direkte Wirkung auf die Nervenzellen kaum zu erwarten ist. Ich fand auch in der Tat bei alleiniger Injektion des Serums niemals die geringste Veränderung vor.

Es scheint mir nicht unwichtig, auf diesen Punkt ganz besonders hinzuweisen, da von Babes[2]) seinerzeit eine sehr schwere Einwirkung des Diphtherieantiserums auf die Nervenzellen beschrieben wurde. Er hatte einem Kaninchen 100000 I. E. gegeben — das sind etwa 200—250 ccm fremdes Eiweiß —; daß dabei aber Phenolwirkung, präcipitierende und anaphylaktische Prozesse in Betracht kommen können und berücksichtigt werden müssen, ist klar.

Die Versuche, die man in dem Sinne der gestellten Aufgabe — Einfluß der Immunisierung auf Nervenzellen — gemacht hat, sind, soweit ich die Literatur kenne, nicht zahlreich.

Das älteste Material hat wohl Bela Nagi[3]) zutage gefördert (1894).

Er wählte als Agens kein eigentliches Toxin, sondern das durch die Untersuchungen Pasteurs in der Immunitätswissenschaft klassisch gewordene Virus der Wut.

Man kann Wut erzeugen, indem man Tieren Gehirn oder Rückenmark eines tollwütigen Hundes als Emulsion einimpft. Diese Impfung geschieht am besten subdural oder intraokulär. Von da wandert nun nicht nur das Gift, sondern wahrscheinlich auch das lebende Virus zum Zentralnervensystem, wo es fast in „Reinkultur" zu finden ist. Bestimmte Veränderungen, welche dabei in den Nervenzellen auftreten, gestatten histologisch die Diagnose der Lyssa. (Negrische Wutkörperchen). Die Inkubationszeit dieses Giftes bei solcher Applikation dauert etwa 2 bis 3 Wochen.

Als Pasteur zwecks Immunisierung ein abgeschwächtes Virus herzustellen versuchte — nach Jenners Vorbild der Kuhpockenimpfung — konnte er feststellen, daß bei der Tierpassage durch Kaninchen die Inkubationszeit stets kürzer ward und schließlich sich auf eine kon-

---

[1]) Ziegler, Lehrbuch der pathol. Anatomie 1906.
[2]) Babes, Berl. klin. Wochenschr. 35, 1. 1898.
[3]) Bela Nagi, Über die Nervenzellen, der gegen Wutkrankheit eingeimpften Hunde. Neurol. Centralbl. 15, 2. 1896.

stante Größe einstellte, die 6—7 Tage betrug. Die Virulenz wurde damit also gesteigert.

Das von dem ersten Kaninchen gewonnene Gift bezeichnet man als Gassenvirus, das letzte in der Tierpassage mit konstanter Inkubation als Virus fixe.

Eine aktive Immunisierung kann nun erfolgen, indem man mit verdünntem Virus fixe impft.

In dieser Weise verfuhr Bela Nagi; er infizierte 2 Hunde intraokulär und gab vom 1. bis 9. VI. 1891 in Pausen von 2 Stunden verschieden verdünnte Lösungen. 2 Jahre später (7. VII. 1893) und nochmals am 12. II. 1894 überzeugte er sich durch erneute intraokuläre Injektion von Gassenvirus (also des schwächeren Giftes) von der eingetretenen und noch bestehenden Immunität der Tiere.

Nach 55 bzw. 72 Tagen wurden die Tiere getötet. Die Präparate wurden sorgfältig in der nach Nissl angegebenen Weise hergestellt und das Ergebnis war ein völliges Fehlen von Veränderungen.

Höchst erfreut schließt er seine Arbeit mit dem Resultat: „Daß es mir gelungen ist, anatomisch nachzuweisen, daß die Nervenzellen von gegen Wutkrankheit geimpften Hunden nach der Immunisierung einwirkenden Infektionen gegenüber — mögen diese noch so häufig sein — vollkommen immun bleiben; ferner daß es mir auf diesem Befunde fußend gelungen ist, der Högyesschen bzw. Pasteurschen Immunisierungstheraphie die anatomischen Grundlagen zu verleihen."

Gewiß ein interessantes und schönes Ergebnis — aber die „anatomischen Grundlagen" zur Immuntheraphie sind heute noch nicht gefunden; sie können ihrem Wesen nach natürlich auch niemals darin gesehen werden, daß man „normale" Zellen feststellt.

Im übrigen bedürfte diese Frage entschieden einer neuen Inangriffnahme; bakteriologisch oder mikroskopisch ist Lyssavirus nicht festzustellen, dagegen mit Sicherheit experimentell und vor allem auch histologisch. Was insbesondere aus den Negrischen Wutkörperchen bei aktiver Immunisierung wird, und wie ihr Auftreten oder Nichtauftreten sich beim immunisierten Tiere verhält, ist meines Wissens noch unbekannt.

Um die Angaben zu vervollständigen, welche sich über Giftwirkung bei aktiver Immunisierung finden, sei Motts[1]) — kurzes Referat erwähnt. Er hatte das Gehirn von mit Abrin vergifteten Meerschweinchen untersucht und schwere Veränderungen feststellen können — feinkörnigen Zerfall der färbbaren Substanz, welcher der Zelle das Aussehen gaben, als sei sie mit Staubkörnchen dicht erfüllt. — Ein Tier war nun aktiv immunisiert worden und erhielt im Laufe einer Woche die 60fache tödliche Dosis. Die histologische Untersuchung ergab: „Die

---

[1]) Mott, Pathologie des Nervensystems (übers. v. Edinger) 1903.

meisten Zellen enthielten Nisslsche Granula, obwohl mehr oder weniger vorgeschrittene Chromatolyse sich erkennen ließ."

Viel anzufangen ist mit diesen Angaben nicht. Einmal fehlt jede nähere Beschreibung der Versuche — welche Dose das Tier bei der aktiven Immunisierung zuletzt erhalten habe, welche Dose es bekam, als man ihm die 60fache „tödliche Dose" einimpfte, welche Zeit zwischen diesen Dosen verflossen war u. a. m. Dann ist das Äquivalent der Meerschweinchenzelle für solche Untersuchungen überhaupt kaum geeignet, da es an sich schon feinkörnig und weniger bestimmt in der Anordnung der färbbaren Substanz zu sein pflegt.

Etwas reicher und auch genauer ist die Literatur über den Einfluß passiver Immunisierung auf Nervenzellen — meist zwar in der Form, daß man die Beeinflussung (Heilung?) eines sonst progredienten Prozesses an den Nervenzellen durch das spezifische Antiserum studierte, daß man also das Serum nach der Toxingabe verabreichte. Diese Reihe der Untersuchungen — so interessant sie im einzelnen ist — muß hier übergangen werden.

In bezug auf die Giftwirkung nach passiver Immunisierung sind besonders die großen Versuchsreihen von Goldscheider und Flatau[1]) zu erwähnen.

Die beiden Autoren hatten den Einfluß des Tetanustoxins auf die motorischen Nervenzellen des Kaninchens untersucht und gaben dasselbe, um möglichst viele Phasen des Krankheitsprozesses kennen zu lernen, in wechselnder Konzentration und Menge.

Als Grundlage der Reihe, in der sie das Antitoxin als Schutzprinzip injizierten, hatten sie die Vergiftung mit einer Lösung 1 : 400 gewählt; von ihr gaben sie 0,002 bis 0,0021 ccm.

Leider ist nicht mitgeteilt, ob die Tiere an der Dose starben; sie wurden stets getötet.

Histologisch fand sich: „Kernkörperchenschwellung (K.-K.-Schwellung) Nissl-Zellkörperchenschwellung (N. Z.) und Abbröckelung; die Schwellung geht vom 3. Tage an zurück, dafür steigert sich etwas die Abbröckelung."

Wurde nun Antitoxin gegeben und dann die gleiche Dose Toxin wie oben, so blieben „tetanische Erscheinungen aus", immerhin trat bei den länger lebenden Tieren starke Abmagerung (um ein Drittel des Gewichtes in $8^3/_4$ Tagen!), Ausgleiten der Extremitäten usw. ein; Erscheinungen, die doch wohl einer Toxinwirkung und nicht, wie es die Autoren möchten, der Kachexie zugeschrieben werden dürfen. Die Kachexie kann öfter die Folge eines „tetanus sine tetano" sein, da selbst bei hohen Dosen

---

[1]) Goldscheider u. Flatau, Normale und pathologische Anatomie der Nervenzellen 1898.

(intracerebral) jede „tetanische Erscheinung" ausbleiben kann (Dönitz[1]).

Zu bedauern ist also, daß nicht so hohe Dosen Antitoxin angewandt wurden, daß auch jene letzten Erscheinungen nicht aufgetreten wären. Näheres Eingehen auf die Versuche erscheint mir nicht von Wichtigkeit. Bemerken will ich nur, daß das Toxin in verschiedenen Abständen nach dem Antitoxin gegeben wurde: gleichzeitig, nach 6 und nach 12 Stunden. Ein Einfluß dieser Zeitintervalle auf das Ergebnis wurde nicht festgestellt. Dieses selbst aber lautet: „Das Antitoxin zeigte bei vorheriger Injektion einen günstigen Einfluß auf die durch das Toxin bedingten Zellveränderungen — es findet sich hier geringe Schwellung und vielfach normaler Zustand der Zellen bezüglich der Nisslschen Zellkörperchen. Das Antitoxin hat also einen deutlich retardierenden oder coupierenden Einfluß geübt."

Schließlich sind noch die Experimente Pollaks und Kempners[2]) zu erwähnen.

Als Toxin bedienten sie sich des bei Kulturen des Bac. botulinus gewonnenen Giftes. Im klinischen Bild war von Ermenghem[3]) die starke Beeinträchtigung des Zentralnervensystems durch dieses Gift bereits festgestellt, Marinesco[4]) und Ossipoff[5]) hatten die anatomischen Veränderungen der Nervenzellen beschrieben, wie sie sich bei Meerschweinchen, Katzen und Affen zu finden pflegen.

Den Autoren kam es — ebenso wie Goldscheider und Flatau — wesentlich darauf an, die Wirkung des von Kempner gewonnenen Antitoxins an der bereits veränderten Zelle zu erproben.

Sie gaben neben einfach neutralisierenden Dosen des Serums auch Multipla, sie spritzten sowohl nacheinander als auch gemischt, sowohl gleichzeitig als auch präventiv ihre Substanzen — Toxin und Antitoxin — den Tieren ein, also eine sehr anerkennenswerte Vielseitigkeit der unternommenen Experimente. Bei der Untersuchung wurden nur die Zellen der Vorderhörner berücksichtigt.

Das Ergebnis war: Keine Veränderung der Zellen trat ein, wenn genügend Antitoxin gegeben war; die einfach neutralisierende Dose genügte nur dann, wenn die Mischung im Reagensglase geschah; war sie dem Tier zuvor injiziert, so war die Aufhebung der Toxinwirkung nicht vollständig.

Faßt man die Resultate der hier gegebenen Literaturberichte zusammen, so ergibt sich folgendes Bild:

---

[1]) Dönitz, Deutsche med. Wochenschr. 1897.
[2]) Pollak u. Kempner, Deutsche med. Wochenschr. 1897.
[3]) Ermenghem, Zeitschr. f. Hyg. 26.
[4]) Marinesco, Annales de l'Institut Pasteur 14. 1900.
[5]) Ossipoff, Annales de l'Institut Pasteur 14. 1900.

Sowohl bei aktiver wie bei passiver Immunisierung bleiben Veränderungen der Nervenzellen auf erneute Toxingaben aus, wenn der Grad der erreichten oder verliehenen Immunität zur völligen Aufhebung der Giftwirkung genügt.

Wenden wir uns nun den Forderungen zu, welche in der Aufgabe gestellt sind, so erheben sich die prinzipiellen Fragen: Was ist ein Toxin? und welche der Toxine bieten a priori die Möglichkeit einer Anwendung?

Die Begriffsbestimmung, der man sich wohl am besten bedient, hat Ehrlich[1]) gegeben: Toxine sind ihrer Konstitution nach unbekannte Gebilde, die in den Organismus einverleibt krankhafte Lebenserscheinungen hervorrufen und zur Bildung von Antitoxinen führen. Für die meisten Toxine gilt auch noch, daß sie erst nach einer bestimmten Inkubation wirken, deren Dauer nur bis zu einem gewissen Grade von der Giftdosis abhängig ist. Toxine sind spezifische Sekretionsstoffe von Bakterien oder sind tierische und pflanzliche Gifte.

Wendet man diese Definition als Grundlage für die Auswahl der Toxine an, und berücksichtigt man gleichzeitig, daß nur solche brauchbar sind, bei denen eine Immunisierung im Tierexperiment sicher gelingt, so sind die geeigneten nicht allzu zahlreich. Es sind folgende:
1. Tetanustoxin,
2. Diphterietoxin,
3. Botulismustoxin,
4. Dysenterietoxin,
5. Abrin und Ricin,
6. Schlangengifte.

Die 4 ersten Toxine haben eine besondere Bedeutung: sie sind die Ursachen bekannter Infektionskrankheiten. Daß ihre Zahl hier auf die vier genannten beschränkt ist (anstatt alle Infektionskrankheiten aufzuzählen), liegt an dem Umstand, daß Infektionskrankheiten durch Mikroorganismen hervorgerufen werden, oft nicht durch reine Toxinwirkung allein. Die Organismen der verschiedenen Infektionskrankheiten unterscheiden sich aber in ihrem Verhalten gegen den Körper ganz wesentlich. Während die einen an der Eintrittspforte lokalisiert bleiben, durchwandern die übrigen den befallenen Körper; während die einen durch Absonderung von Giften dem Organismus schaden (sogenannte echte Toxine), bringen die anderen ihn erst dann in ernstliche Gefahr, wenn sie selbst dem Tode verfallen und ihr giftiges Protoplasma als pathogener Reiz in Aktion tritt (sogenannte Endotoxine). Bei wieder anderen Organismen tritt beiderlei Schädigung des befallenen Individuums ein. Es ist klar, daß es auch in den letztgenannten Fällen zur Bildung von Antitoxinen [Antiendo-

---
[1]) Ehrlich in Kraus u. Levaditi, Handbuch der Technik und Methodik der Immunitätswissenschaft.

toxinen? H. Much[1])] kommen kann — und auch tatsächlich kommt (Cholera, Pest, Typhus) — daß aber von einer reinen Toxinwirkung bzw. Antitoxinbildung nicht die Rede sein kann.

Die Wirkung der Infektionskrankheiten auf das Zentralnervensystem ist bekannt (typhöses Fieber, postinfektiöse Psychosen) und erfordert im Grunde genommen am meisten das therapeutische Eingreifen des Arztes (Vasomotoren-Atemzentrumlähmung). Doch pflegt man im allgemeinen keinen allzu großen Wert auf die pathologisch-anatomischen Verhältnisse dieses Systems zu legen, da das Suchen nach der Ätiologie der Infektionserkrankungen so wunderbar durch die Forschungen der Bakteriologie und Serologie befriedigt wurde, nachdem Jahrzehnte der Organbefund ganz und gar das Verständnis für die klinischen Symptome unmöglich gemacht hatte. [Romberg[2]).]

Die zweite Gruppe der aufgezählten Toxine (Nr. 5 und 6) enthält tierische und pflanzliche Gifte. Durch Calmette[3]) und Ehrlich[4]) ist der Nachweis gebracht, daß es sich hier um Stoffe handelt, welche ausgestattet sind mit allen typischen Eigenschaften der echten Toxine. Die Aufnahme derselben in die oben angegebene Reihe ist also gerechtfertigt.

In welcher Weise die Toxine wirken, ist nicht bekannt. Ehrlichs geniale Hypothese hat uns darüber nur eine Vorstellung eröffnet. Die Toxine sollen sich mit einer ihnen eignen Gruppe (der haptophoren Gruppe) an einen für das betreffende Toxin geeigneten Zellbestandteil heften (Seitenkette, Receptor) und dadurch den anderen Teil ihres „Körpers" (die toxophore Gruppe) zur Wirkung auf die betreffende Zelle befähigen. Es ist das eine Wirkung, die man in der Pathologie gerne als primär zu bezeichnen pflegt, ohne dabei auf die Einzelheiten des biologischen Vorganges besonderen Wert zu legen.

Es ist aber noch eine zweite Möglichkeit der Einwirkung auf die Nervenzellen vorhanden. Der Einfluß auf die Zellen kann ein sekundärer sein, indem — im Sinne der Humoralpathologie — eine „Dyskrasie" der Gewebssäfte eintritt.

Daß diese Wirkung auch bei „Toxinen" gelegentlich vorkommt, sei kurz dargestellt.

Die Schlangengifte — besonders das Kobragift — zeigen 2 Komponenten ihrer Giftwirkung sehr deutlich. Sie enthalten ein Hämorrhagin und ein Neurotoxin. Ihre Trennung, d. h. die Vernichtung des einen Teiles erfolgt durch Erhitzen auf 72° C während $1/2$ Stunde. Auf diese Weise bleibt nur das thermostabilere Neurotoxin wirkungsfähig, so daß man annähernd reine primäre Wirkung erhalten kann (direkter Angriff der Nervenzellen).

---

[1]) H. Much, Die Immunitätswissenschaft 1911.
[2]) Romberg, in Mering Krehl, Lehrbuch der inneren Medizin.
[3]) Calmette, in Kraus u. Levaditi, Handbuch der Immunitätswissenschaft.
[4]) Ehrlich, in Kraus u. Levaditi.

Reine sekundäre Wirkung wäre zu erreichen, wenn ebenso leicht das Neurotoxin unschädlich gemacht werden könnte; die Nervenzellveränderungen wären dann Folge der Hämolyse.

Gibt man aber das durch Calmette in den Handel gebrachte „Kobragift" — wie es meist geschehen ist —, so muß man mit primärer und sekundärer Wirkung rechnen.

Daß die normale Funktion und Form der Zelle aber ganz wesentlich von der Konstanz der chemischen und physikalischen Eigenschaften in den umgebenden Säften abhängt, dazu möchte ich einige Belege aus der Literatur erwähnen.

Durch Änderungen in Qualität und Quantität des ernährenden Blutstromes erzielte man — allerdings zum Teil abweichende — aber stets deutliche Veränderungen des Äquivalentbildes der Zelle; bei Urämie, Hydrämie, Anämie, Inanititon, Embolien, Ischämie usw. — Untersuchungen, welche sich an die Namen Monti[1]), Jakobsohn[2]), Juliusburger[3]), Schaffer[4]), Marinesco[5]) usw. knüpfen. —

Aus all dem Gesagten ergibt sich, daß es für vorliegende Frage gleichgültig ist, ob im Grunde genommen die Einwirkung auf die Nervenzellen primär oder sekundär erfolgt, oder primär und sekundär stattgefunden hat; denn sobald der Organismus immunisiert ist, reagiert er eben nicht mehr auf das betreffende Gift, weder nach der einen, noch nach der andern Richtung hin. Ist er aktiv immunisiert, so bildet er spezifische Antikörper gegen jede Komponente des Toxins, ist er passiv immunisiert, so erhält er alle ihn schützenden Antikörper mit dem Serum einverleibt.

Ich habe schon von der Vorstellung gesprochen, welche Ehrlich von der Toxinwirkung gab. Sie diente mir als Ausgangspunkt folgender hypothetischer Annahmen:

Mit der Bindung des Toxins an die Zelle werde eine veränderte (gestörte) Funktion derselben eintreten, welche sich entweder im klinischen Bild oder in der Morphologie der Zellen zeigen werde. Bei dauernder Einverleibung des Toxins in kleinen Dosen (chronische Vergiftung bzw. aktive Immunisierung) wurde mit der Möglichkeit gerechnet, daß durch die „Summation der Reize" ein besonderes Bild der Zelle erzeugt werde, welches eine „immune Zelle" darstelle oder es werde die Zelle allmählich in ein refraktäres Stadium eintreten, unter dessen „Schutze" sie auch zur normalen Zelle restituieren werde.

Bei erneuter Toxingabe an das aktiv immunisierte Tier konnte zweierlei erwartet werden, entweder — entsprechend den Ergebnissen Bela Nagis — keine Reaktion, weil die Toxine durch die reichlich vorhandenen Antitoxine abgesättigt werden; oder: eine verstärkt und beschleunigt einsetzende Veränderung der Zelle, weil nach Wegnahme eines großen Teiles der verfügbaren Receptoren ge-

---

[1]) Monti, Refer. Neurol. Centralbl. **15.**
[2]) Jakobsohn, Neurol. Centralbl. **16.**
[3]) Juliusburger, Neurol. Centralbl. **15.**
[4]) Schaffer, Neurol. Centralbl. **16.**
[5]) Marinesco, Compte rendu de la Societé de Biologie **96.**

wissermaßen eine Störung des vorhandenen „Gleichgewichts" eintrete, das die Zelle in kürzester Frist wieder in dem früher vorhandenen Maße herzustellen versuche. Damit wären die Nervenzellen zugleich als eine Produktionsstelle für spezifische Antikörper gekennzeichnet worden.

Bei passiver Immunisierung wurde nicht damit gerechnet, Veränderungen zu finden; vorausgesetzt natürlich, daß man von Toxin keinen Überschuß einbrachte, und daß man durch die Injektion des Serums allein — als fremden Eiweißes — keine Reaktion erhielt.

Die Grundlagen für die vorliegenden Untersuchungen sind durch die Arbeiten Nissls[1]) geschaffen.

Die Untersuchungen Nissls, welche hier in Betracht kommen, erstrecken sich in der Hauptsache auf wohl charakterisierte, ihrer chemischen Natur und ihrer pharmakologischen Wirkungsweise nach bekannte Gifte. Es ist eine solche Auswahl getroffen, daß entweder die Wirkung auf das Zentralnervensystem sehr ausgesprochen ist (Nervengifte), indem Krämpfe, Paresen, Lähmungen, Trübung des Sensoriums usw. auftritt, oder es sind solche, deren schädigender Einfluß auf den Gesamtorganismus im Vordergrund steht, bei denen aber nur der „spezielle Fall" (sekundäre Wirkung!) zur Untersuchung kam: Wie verhalten sich die Nervenzellen?

Im ganzen wurden folgende Gifte geprüft: Strychnin, Veratrin, Silberchlorid, Morphin, Trional, Veronal, Nicotin, Alkohol, Arsen, Phosphor und Blei. Als echtes Toxin tritt noch das Tetanusgift hinzu.

Das Hauptergebnis dieser ausgedehnten Untersuchungsreihe stellt sich folgendermaßen dar:

1. **Die Nervenzellen zeigen nach Einführung von Giften Veränderungen des Äquivalentbildes, welche mehr oder weniger charakteristisch sind, und deren Schwere sich besonders nach dem Verhalten der Kerne beurteilen läßt.**

2. **Nicht alle Nervenzellen zeigen Veränderungen, und von den veränderten zeigen nicht alle den gleichen Grad und die gleiche Art der Veränderungen. (Hypothese von der spezifischen Nervenzellenfunktion.)**

3. **Am deutlichsten treten die charakteristischen Zellveränderungen auf, wenn die Vergiftung subakut maximal erfolgt.**

Die in dieser Arbeit angegebenen Richtlinien wurden auch in der vorliegenden Untersuchung soweit als möglich berücksichtigt, so daß etwa folgender Plan ins Auge gefaßt war.

I. Subakute (maximale) Vergiftung.

Das Tier erhält jeden zweiten bis dritten Tag die eben noch mögliche Maximaldosis; die Tötung des Tieres erfolgt nach 12—15 Tagen.

---

[1]) Nissl s. allgem. Literaturzusammenstellung.

II. Aktive Immunisierung.

Jeden zweiten bis dritten Tag langsam steigende Toxindosen unter Kontrolle der Gewichtskurve! Die Tiere bleiben lange am Leben. (30—50 Tage).

Schließlich werden einige getötet und auf ihren derzeitigen Zustand in den Nervenzellen untersucht, die anderen gehören zur nächsten Gruppe.

III. Immunisierte Tiere erhalten Toxin.

a) Die bei II übrig gebliebenen Tiere (aktive Immunität) werden zu verschiedenen Zeiten nach der letzten Toxingabe neu injiziert.

b) Er werden passiv immunisierte Tiere in der gleichen Weise wie bei IIIa behandelt, bzw. wie bei I (im Sinne der subakuten Vergiftung) d. h. sie erhalten in 2—3 tägigen Abständen die vorgesehene Toxingabe.

Im Gange der Untersuchungen wurde jedoch eine ganze Reihe von Abweichungen von dem entworfenen Plane notwendig, die durch die Besonderheiten des gestellten Themas bedingt waren.

1. Die Toxine durften nicht länger als 5—6 Tage gegeben werden, da nach dieser Zeit bereits deutliche Bildung von Antikörpern zu beobachten ist [Ricin, Abrin, Ehrlich[1])].

2. Wollte man auch passiv immunisierte Tiere in die Untersuchung hereinziehen, so mußte man sich sagen, daß Toxindosen in Abständen von je 1—2 Tagen, während eines Zeitraumes von 5—6 Tagen gegeben völlig unscharfe Verhältnisse geschaffen hätten. Denn: Gibt man — bei der subakuten Vergiftung — dem gesunden Tier die Gesamtmenge in Einzeldosen auf mehrere Tage verteilt, so ist es wegen der Konstanz der Versuchsbedingungen natürlich notwendig, daß man auch den immunisierten Tieren in gleicher Weise die Gesamtdosis verabreicht. Das macht bei aktiver Immunität keinerlei Schwierigkeiten, da die Immunität dieser Tiere zwar auch allmählich abnimmt, aber doch auf einer respektablen Höhe sehr lange (monate- und wochenlang) bestehen bleibt. Bei passiver Immunität jedoch wird das Eiweiß des Serums als Corpus alienum betrachtet, dessen sich der Organismus so schnell und so vollständig zu entledigen sucht, daß bereits nach wenig Tagen ein nur noch geringer Grad von Immunität vorhanden ist, deren letzter Rest in ein paar Wochen verschwindet. [Much[2]) berichtet von einer der letzten Diphtherieepidemien in Hamburg, daß der prophylaktische Impfschutz nur 10 Tage betrug].

Sobald ich diesen Tatsachen Rechnung tragen wollte, mußte ich zur akuten Vergiftung übergehen.

3. Eine subakute maximale Vergiftung kommt annähernd dem

---
[1]) Ehrlich, Deutsche med. Wochenschr. 1891.
[2]) H. Much l. c.

aktiven Immunisierungsverfahren gleich, indem mit der Häufigkeit der Einspritzungen eine dauernde Toleranzsteigerung, eine stets erhöhte Immunität, parallel geht. Bilder, welche man bei dieser Art der „chronischen" Vergiftung erhält, können — wenn abweichende Verhältnisse vorliegen — schwer zu deuten sein, da sie Bilder der einfachen Vergiftung, aber auch Bilder der Toxinwirkung bei immunisierten Tieren sein können. Auch aus diesem Grunde wandte ich mich schließlich mit größerem Interesse und auch in der Hoffnung der passiven Immunisierung zu, daß sich in dieser Weise Anhaltspunkte zur Deutung der Bilder bei lang dauernden Vergiftungen ergeben würden.

Zunächst fand das Abrin Anwendung, ein aus dem Samen von Abrus precatorius gewonnenes Albuminoid. Es ist nach zweierlei Richtung interessant: es ist ein pflanzliches Gift, das als echtes Antigen auftritt, und es ist ein glänzender Markstein in der Entwicklung der Immunitätswissenschaft. Nach den epochemachenden und so bedeutungsvollen Veröffentlichungen Behrings über Diphtherie- und Tetanustoxin im Jahre 1890, ist es das erste folgende Gift — dazu ein nicht von Bakterien produziertes — bei dem in gleicher Weise Bildung und Art der Antikörper bekannt wurde [Ehrlich[1]) 1891].

Abrin ist im wesentlichen ein Hautgift, lokal bedingt es starke Entzündungen und Nekrosen; hervorgehoben wurde von Ehrlich noch der starke Haarausfall, den es bei allen Versuchstieren hervorruft. Daneben zeigt Abrin eine stark gerinnungshemmende Eigenschaft und die Fähigkeit im Reagensglas rote Blutkörperchen zu agglutinieren. Diese Besonderheiten zeigten sich deutlich bei allen Sektionen: das Blut war hellrot, dünn, wenig klebrig, lange flüssig bleibend.

Für eine Verwendung des Abrins lagen die Verhältnisse besonders günstig. Es hat seit 1901 durch Römer Eingang in die Augenheilkunde erfahren, und diesem Umstand ist es zu verdanken, daß man auch das entsprechende Serum jederzeit im Handel erhalten kann (Merck-Darmstadt).

Abrin — ebenfalls bei Merck erhältlich — ist in physiologischer Kochsalzlösung mit etwas Bodensatz löslich und bleibt in nicht zu verdünnter Lösung bei Aufbewahrung im Kühlkeller monatelang fast völlig unverändert. Ich hatte am 21. V. 1911 z. B. eine Auflösung von 0,2 g Abrin in 20 ccm 0,8 proz. Kochsalzlösung hergestellt, die sich am 22. Juli durch Kontrolle am Tier noch ebenso wirksam erwies, wie 2 Monate zuvor.

Von den anderen oben genannten Toxinen stand mir zu Anfang nur noch Kobragift zur Verfügung, das ich durch die Liebenswürdigkeit

---

[1]) Ehrlich, Deutsche med. Wochenschr. 1891.

des Freiherrn von Dungern erhielt. Später erst kam aus der gleichen Quelle Diphtherietoxin hinzu.

Mit Kobragift gelang es mir jedoch niemals — in keiner Form der Anwendung — irgendwelche deutliche Veränderungen der Nervenzellen zu erzeugen, obwohl gerade hier ausgesprochene „Chromatolyse der Stichochromen" beschrieben ist, „so daß vielfach kaum noch das Stroma zu erkennen war."

Ich gab daher nach wochenlanger Arbeit, nachdem ich 10 Tiere in jeder erdenklichen Weise geimpft hatte, das fruchtlose Bemühen auf.

Eine Verwendung des Diphtherietoxins wurde anfangs gar nicht in Aussicht genommen, da für die ausgesprochenen nervösen Symptome (Paresen und Lähmungen) die Ursachen nicht in zentralen Störungen liegen sollen. Für „Frühlähmungen" hatte Hochhaus[1]) gezeigt, daß es sich dabei um einen muskulären Prozeß handele: die postdiphtherischen Lähmungen aber finden ihre Erklärung in einer Neuritis und in Schädigungen der peripheren Apparate (Romberg, Hochhaus).

Als ich mich dann endlich entschloß, auch damit einen „Versuch" zu machen, trotzdem die Erwartungen nicht verheißend waren, da konnte ich in den Nervenzellen die schwersten Veränderungen feststellen. Es wurden jedoch mit Rücksicht darauf, daß die Versuche mit Abrin abgeschlossen werden mußten, die Funde zunächst nicht weiter verfolgt.

Als Versuchstiere wurden hauptsächlich Kaninchen genommen, deren Alter zwischen 8 Monaten und $1^1/_4$ Jahren schwankte, von denen keines unter 1250 g wog.

## Abrin.

Mit Abrin wurden im ganzen 22 Versuche an Kaninchen angestellt; der klinische Verlauf derselben ist bei allen ziemlich gleich.

Die allgemeinen Erscheinungen der einfachen Vergiftung sind etwa folgende:

Sofort nach der Injektion machen die Tiere einen eigenartigen Eindruck: Sie sitzen ruhig, lassen den Kopf zu Boden sinken, atmen ganz oberflächlich, richten sich, wenn man sie auf die Seite legt, kaum auf, kurzum sie machen einen erheblich kranken Eindruck. Im Verlaufe von etwa 2 Minuten ist alles abgelaufen, die Tiere springen davon, sind munter und fressen.

An den folgenden Tagen stellten sich meist leichte Diarrhöen mit verminderter Freßlust und Trägheit des Tieres ein. Die Temperatur steigt, die Atmung ist beschleunigt, das Gewicht nimmt langsam — bisweilen auch sprunghaft — ab. Am 3. bis 4. Tag, wenn die Dose nicht

---

[1]) Hochhaus, Virchows Arch. **124**. 1891.

tödlich gewesen, stellt sich dann Besserung ein, das Tier wird wieder völlig normal.

Will man nun immunisieren, so warte man, bis das ursprüngliche Gewicht wieder erreicht ist und gebe dann die gleiche Dose wie vorher — etwa 0,04—0,06 mg.

Nachdem diese Menge mehrmals unter steter Kontrolle des Gewichtes verabreicht ist, kann man langsam steigend 0,10, 0,12 usw. geben. Ist man dann bei etwa 0,35—0,40 mg angelangt, so kann man die Injektion in größeren Dosen und in längeren Abständen geben, etwa alle 4—5 Tage. Um diese Zeit wird die Behandlung meist recht schwierig, weil große Hautnekrosen oder auch Abscesse entstehen, welche geöffnet und nach den Regeln der Wundbehandlung weiter gepflegt werden müssen. Solche Zwischenfälle verzögern natürlich eine Immunisierung außerordentlich, da die notwendige Erholung der Tiere nur langsam fortschreitet.

Hatte das Tier eine tödliche Dose erhalten, so wird es allmählich immer apathischer, zeigt subnormale Temperaturen, wird völlig regungslos und verendet dann meist, nachdem die Atmung stundenlang kolossal beschleunigt war, in einem tiefen Koma, an Blutdruckserniedrigung und Atemstillstand [Kobert, Hellin[1])].

Die Apathie bzw. Trägheit der Tiere war so bedeutend, daß mehrere sich von einem anderen bis handtellergroße Stücke Haut und Unterhautfettgewebe zwischen den Schulterblättern oder am Abdomen wegnagen ließen, sodaß die Muskulatur frei zutage trat. Dabei veränderten sie ihre Plätze nicht im geringsten, obwohl sie, als ich sie aufscheuchte, noch gut über ihre Beinmuskulatur zu verfügen wußten.

Gibt man den Tieren sehr hohe Dosen, 0,5 mg pro kg oder 1,0 mg bis 5,0 mg, so sind sie während annähernd 20 Stunden völlig normal (Latenzzeit) und sterben dann in kurzer Frist (3—5 Stunden) unter Darbietung der oben genannten Symptome.

Krämpfe habe ich nie beobachtet, dagegen leichte Paresen und gelegentlich Laufbewegungen.

Typisch pflegt bei Abrinvergiftung der Sektionsbefund zu sein, der sich im wesentlichen durch die Erscheinungen einer Kreislaufstörung erklären läßt: Gefäßerweiterung und Hämorrhagien. Der Darm zeigt stark gefüllte Mesenterialgefäße, sowie Schwellung der Peyerschen Plaques — ein Charakteristicum der Abrinvergiftung. Meist findet man in den serösen Höhlen blutig gefärbte Exsudate. Stark vergrößerte blutreiche, gelegentlich etwas verfettete Leber, große Milz, kleinere pneumonische Herde in der Lunge pflegen das Sektionsbild zu vervollständigen.

---

[1]) Kobert, Lehrbuch der Intoxikationen.

## Nervenzellveränderungen.

Bei allen Tieren, welche überhaupt veränderte Nervenzellen zeigen, ist eine Gleichartigkeit des Erkrankungsvorganges vorhanden. Die Feststellung dieser Tatsache ist wichtig, wenn man bedenkt, wie verschiedenartig die Bedingungen sind, unter denen die Versuche abliefen: Im einen Fall verzögerte Giftwirkung bei subakut-maximaler Vergiftungsmethode, im anderen Fall akuter Tod infolge sehr hoher Dosen, im dritten Fall Tiere, die bei nicht ausreichender Immunisierung dem Giftüberschuß erlagen. So oft aber ein Tier starb, so oft zeigte es auch sowohl bei der Sektion, wie im histologischen Präparat im wesentlichen dasselbe Bild, ganz gleichgültig zu welchen der 3 Gruppen es gehörte.

Eingehend untersucht wurden nur die motorischen Zellen des Rückenmarks, verschiedene Kerne der Medulla, Spinalganglienzellen und der Nucleus dentat. im Kleinhirn. Bei letzterem gelang es am leichtesten schon geringe Veränderungen des Äquivalentbildes festzustellen: zeigte er nur geringe Veränderungen, so war die Durcharbeitung des gesamten Materials nicht nötig, denn dann war an den übrigen Stellen nichts oder nur äußerst wenig zu finden.

In vorliegender Arbeit sollen nur Veränderungen der motorischen Zellen des Rückenmarks und der Spinalganglienzellen zur Darstellung gelangen. Es zeigen sich die mannigfaltigsten Bilder von den leichtesten bis zu den schwersten. Die einzelnen Versuchsreihen und die einzelnen Tiere unterscheiden sich nur durch die Verschiedenheit der prozentualen Verhältnisse, in denen die verschiedenen Formen der gleich zu beschreibenden Veränderungen vorkommen. Auf diese Verteilung einzugehen wird sich bei der speziellen Besprechung der Versuche Gelegenheit ergeben, hier sollen nur mit einiger Vollständigkeit die überhaupt vorkommenden Bilder beschrieben werden. Es werden dabei zuerst die leichten und dann die schweren und schwersten Veränderungen zur Darstellung gelangen.

Zur Wiedergabe der Zellveränderungen wurden, soweit dies technisch möglich war, Photographien gewählt. Es ist das in den meisten Fällen auch gelungen, nur 2 Bilder deren photographische Darstellung in allen Einzelheiten zu viel Schwierigkeiten machte, sind durch etwas schematisierte Zeichnungen ersetzt.

Fig. 1 zeigt eine motorische Zelle des Vorderhorns. Die Veränderungen derselben gegenüber dem Äquivalentbilde sind sehr gering. Die färbbaren Substanzportionen sind etwas gequollen und zeigen an den Rändern die Neigung zu feinkörnigem Zerfall. Die nicht färbbare Substanz ist nicht so klar geblieben, wie das bei der normalen Zelle zu sein pflegt, sie ist durch Einlagerung feinster Körnchen leicht getrübt, doch ist besonders in der einen Hälfte der Zelle der Kontrast zwischen färbbarer und nicht färbbarer Substanz noch genügend deutlich erhalten. Der

Kern, der zur Beurteilung des Zustandes einer Nervenzelle stets das sicherste Kriterium bildet, hat auch bereits gelitten; er ist etwas vergrößert, die sonst völlig hell erscheinende Kernflüssigkeit ist leicht tingiert, in unmittelbarer Umgebung des Kernkörperchens in gleichmäßiger und nicht ganz geringer Weise. Das Kernkörperchen selbst ist sowohl nach Färbbarkeit, als auch nach Form und Größe als normal anzusehen. Die Zellform im ganzen ist annähernd normal; sie ist etwas abgerundet, scharf von der Umgebung abgegrenzt. Die Fortsätze deutlich vorhanden ebenso die darin

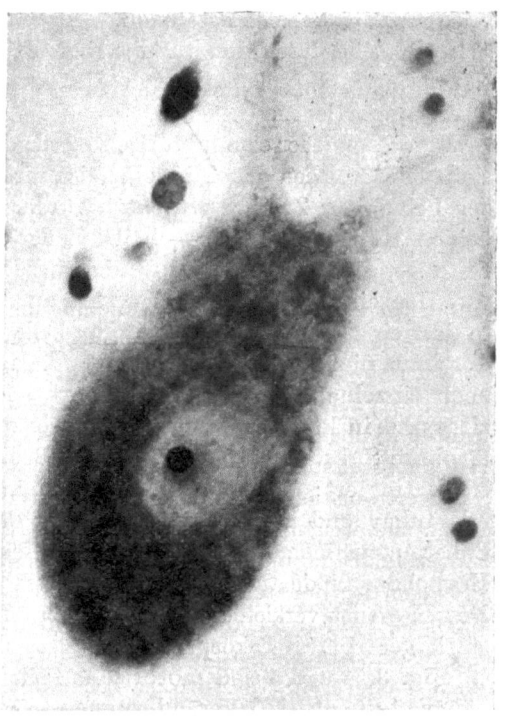

Fig. 1. Vergr. 700.

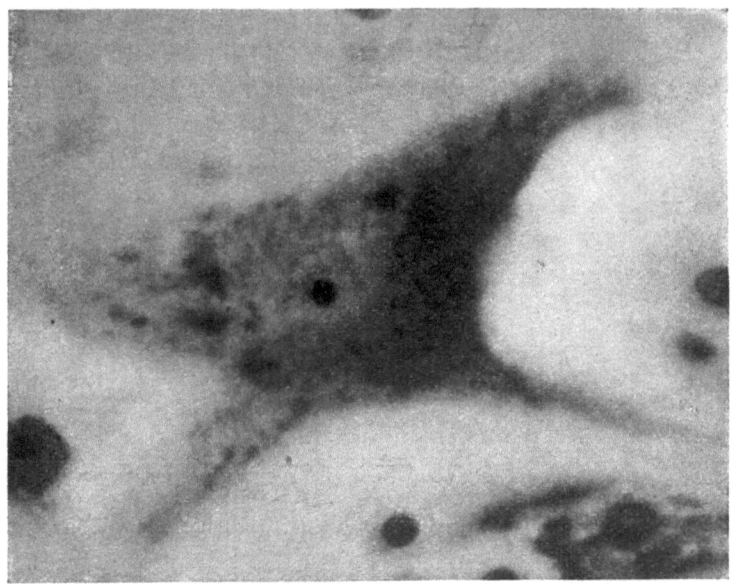

Fig. 2. Vergr. 750.

gelegenen färbbaren Portionen. Als motorische Zelle dokumentiert sich die Zelle durch den an der linken Seite gerade noch erkennbaren Nervenfortsatzhügel und durch die gesamte Anordnung der färbbaren Substanzportionen.

Fig. 2. Wieder eine motorische Zelle des Vorderhorns. Der Gesamteindruck, welchen das Bild gibt, ist nicht sehr verschieden von dem, der bei obiger Zelle beschrieben wurde. Der Gegensatz zwischen den beiden Hälften der Zelle — hell auf der einen, dunkel auf der anderen Seite —, der in Fig. 1 nur wenig angedeutet war, hat sich verschärft. Auf der einen Seite völlige Verklumpung der färbbaren Substanzen, so daß einzelne derselben oder gar helle „Bahnen" zwischen denselben durchaus nicht mehr zu erkennen sind. Auf der anderen Hälfte sind zwar noch einzelne färbbare Schollen vorhanden, die meisten jedoch rarefiziert und in krümelige, unscharf begrenzte Gebilde zerfallen. Die nicht färbbare Substanz ist, soweit sie der Beobachtung zugänglich, ebenfalls stark tingiert; dementsprechend sind auch die Zellfortsätze deutlich erkennbar und weithin zu verfolgen. Statt der spindeligen färbbaren Substanzen findet man sie erfüllt mit feinen, zum Teil stark gefärbten Körnchen, am deutlichsten in dem Fortsatz nach rechts unten erkennbar. Der Kern ist verkleinert, Kernmembram deutlich sichtbar, der Inhalt stark gefärbt. Kernkörperchen unverändert.

Fig. 3, 4 und 5 sind motorische Zellen des Vorderhorns, welche annähernd die gleichen Veränderungen zeigen. Zwei davon wurden durch etwas schematisierte Zeichnungen wiedergegeben und Fig. 5 soll nur zeigen, wie sich die vollständig gezeichneten Bilder durch die Photographie nur schemenhaft wiedergeben ließen.

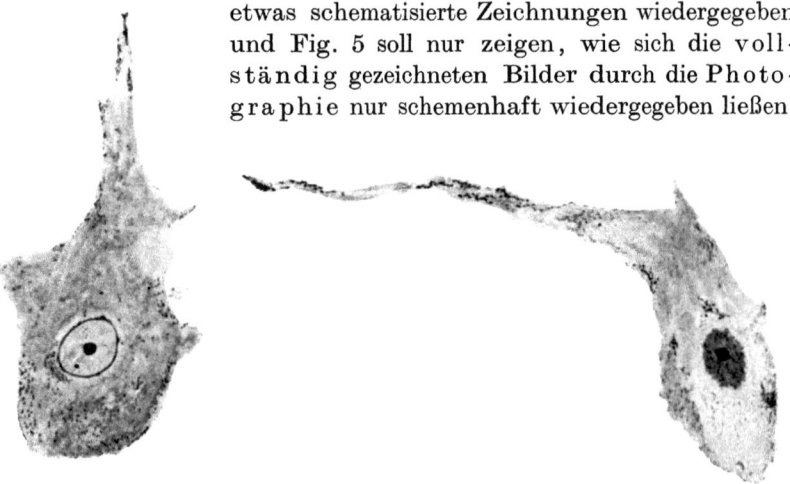

Fig. 3. Vergr. 525.     Fig. 4. Vergr. 525.

Doch ist dadurch der Vergleich mit den übrigen photographischen Bildern leichter.

Bei allen 3 Zellen tritt eine besondere Erscheinung auf, welche bei

— 21 —

den früher beschriebenen Zellen nicht zu konstatieren war: das sind die Inkrustationen der Golginetze. Es könnte nun nach den Abbildungen scheinen, daß dieselben erst bei hochgradiger Alteration des Zelleibes auftreten; dem ist aber nicht so. Inkrustationen kommen bei fast allen „Stadien" der Zellerkrankung vor; es hängt das mit der Höhe der Giftdose und mit der Zeit zusammen, während der die Tiere nach der Injektion noch lebten. Es kann also vorkommen, daß Zelleib und Zellkern erst ganz geringe Veränderungen zeigen, kaum mehr als sie in Fig. I

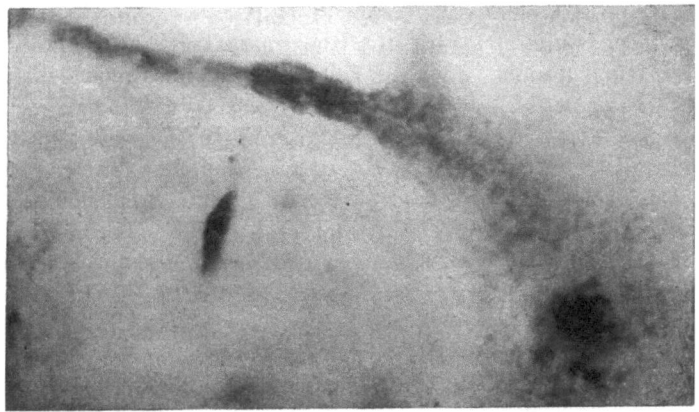

Fig. 5. Vergr. 850.

wiedergegeben sind, und doch treten massenhafte, oft ganz klumpige Inkrustationen auf.

Von solchen Bildern, welche also gewissermaßen die Brücke schlagen müssen zwischen Fig. 1—2 und Fig. 3—5, ist Fig. 6 nur ein schwaches Zeugnis (s. u.).

Doch zurück zu unseren Zellen. Auf den ersten Blick gewahrt man, daß die färbbaren Substanzportionen in allen 3 Zellen aufgelöst sind, daß die nicht färbbare Substanz mehr oder weniger gefärbt erscheint, daß die Zellen scharf abgerundet sind und ihre Fortsätze zum Teil verloren haben. Die Inkrustationen, welche man hier überall in feinsten punkt- und strichförmigen Auflagerungen vorfindet, wurden schon erwähnt. Am interessantesten und wie schon hervorgehoben am wichtigsten und vor allem auch prognostisch für das Zelleben am bedeutungsvollsten sind die Kerne. (Auf Fig. 5 leider nicht deutlich zu sehen). In Fig. 3 ist der Kern stark geschrumpft, erkennbar an dem hellen Hof, der sich um ihn herumzieht, die Kernmembran sehr deutlich und allem Anschein auch inkrustiert; wenigstens wurden die feinen Körperchen, welche man in der Zeichnung angegeben findet so gedeutet. Der Kerninhalt nur wenig gefärbt, Kernkörperchen rund, vielleicht etwas kleiner als normal. In Fig. 4 ein völlig anderes Kernbild: auch verkleinert, aber Verlust der Membran, dunkle Färbung, die noch tiefer erscheint durch die Einlagerung zahlreicher feiner Körnchen. Kernkörperchen mit veränderter Form, sonst aber anscheinend normal. Fig. 5 zeigt ganz die gleichen Kernverhältnisse (im Bilde leider nicht zu erkennen.

Diese 3 zuletzt dargestellten Zellen bieten sehr schwere Veränderungen dar und man wird wohl nicht zu weit gehen, wenn man behauptet, daß diese Zellen nicht mehr regenerationsfähig sind. Es läßt sich das vielleicht aus zweierlei schließen. Einmal sind besonders die Kerne ganz ähnlich denen, welche Sarbò[1]) im Rückenmark bei Unterbindung der Aorta feststellen konnte, und jene Zellen waren nicht mehr lebensfähig, dann aber zeigte sich bei chronischen mit Abrin vergifteten Tieren, daß einzelne Nervenzellen völlig durch gewucherte Gliazellen ersetzt waren. Es sind da allem Anschein nach einzelne Zellen der Abrinwirkung erlegen (die Tiere selbst blieben dabei am Leben und zeigten keine deutlichen Ausfallserscheinungen) und ihr Platz ist durch die wuchernde Glia eingenommen worden.

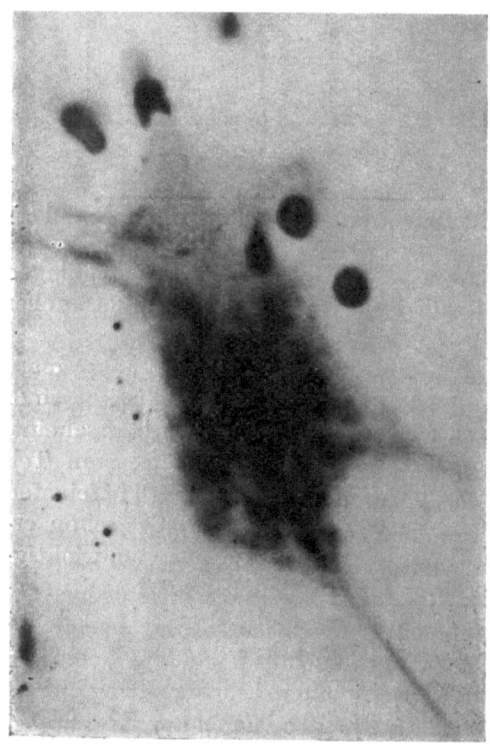

Fig. 6.     Vergr. 800.

Fig. 6 stellt eine motorische Zelle des Vorderhorns dar, welche den oben erwähnten Übergang von Fig. 1—2 zu Fig. 3—5 darstellen soll. Die Veränderungen des Zelleibes sind gering, entsprechen etwa denen der Fig. 2: die färbbaren Substanzportionen sind gequollen, verklumpt, lassen nur andeutungsweise die helleren Streifen der nicht färbbaren Substanz durchblicken; die Fortsätze sind stärker gefärbt, vor allem auch der nach oben gerichtete Nervenfortsatzhügel. An ihm zeigen sich nun am deutlichsten jene Veränderungen, welche diese Zelle der zweiten Gruppe (Fig. 3—5) näher

---

[1]) Sarbò, Neurol. Centralbl. **14.**

bringen: die Inkrustationen. Besonders auffallend und deutlich ist aber eine dunkle, zusammenhängende Inkrustation, die wie ein Ring über den nach oben gerichteten Fortsatz herübergestülpt erscheint. Über diesen Ring hinaus ist derselbe im Präparat noch eine ziemliche Strecke zu verfolgen, doch ließ die Photographie eine weitere Darstellung nicht zu. Auf der entgegengesetzten Seite ist ein schmaler Fortsatz ebenfalls mit Inkrustationen bedeckt; im Zellleib selbst beschränken sich dieselben auf einige kleinere punktförmige Auflagerungen (auf der Fig. selbst nicht zu sehen).

Fig. 7 stellt eine motorische Zelle der medialen Gruppe des Vorderhorns dar. Sie bringt im ganzen nichts Neues, doch gibt sie ein gutes Bild davon, zu welchen Veränderungen die fortschreitende Auflösung der färbbaren Substanzen des Zelleibes einerseits und die Inkrustationen andererseits führen können. Der Zelleib, dessen Grenzen auf der einen Seite nur undeutlich zu erkennen sind, ist abgerundet, hat seine Fortsätze verloren und enthält nur noch spärliche Überreste der färbbaren Substanzen. Der Kern ist etwas vergrößert, seine Membran deutlich sichtbar, der Inhalt gefärbt, das Kernkörperchen normal. Was der Zelle jedoch das eigenartige Gepräge gibt, das sind die starken, etwas zusammengebackenen Inkrustationen, welche die ganze rechte Hälfte der Zelle bedecken und hier die Begrenzung nach der Umgebung zu einer außerordentlich scharfen machen.

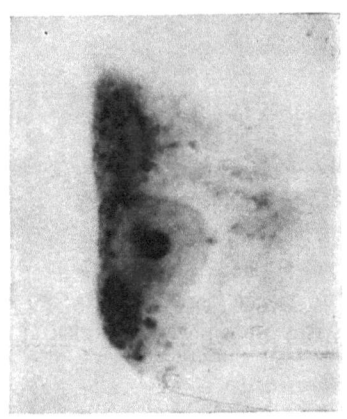

Fig. 7.   Vergr. 750.

Fig. 8 bringt eine sehr vollständige Inkrustation des gesamten Zellleibes einer motorischen Zelle zur Darstellung; während in dem oberen Teil der Zelle durch die zusammenhängende Masse jede feinere Struktur verschwindet, ist durch die feine Darstellung der einzelnen Punkte und Bälkchen im unteren Teil ein richtiges Netz, eine Art Schleier entstanden. Über den Kern ließ sich nichts Bestimmtes feststellen.

Eine kurze Darstellung der bei den Spinalganglienzellen gefundenen Verhältnisse möge die erste anatomische Beschreibung beschließen.

Fig. 9, 10 und 11 stellen die ganz gewöhnlichen Veränderungen dar, welche vielfach bei den verschiedensten Erkrankungen und Vergiftungen beschrieben worden sind und auch bei der Abrinvergiftung in allen Präparaten reichlich gefunden werden. Die Zellen zeigen bald feinkörnigen Zerfall der färbbaren Substanz durch die ganze Zelle hindurch mit Verwischen der Grenzen gegen die nicht färbbare Substanz (Fig. 9), bald einen mehr oder weniger begrenzten Verlust der Färbbarkeit dieser Portionen. Es entstehen dadurch aufgehellte Zonen in den Zellen (Fig. 10) oder direkt völlig ungefärbte Partien (Fig. 11).

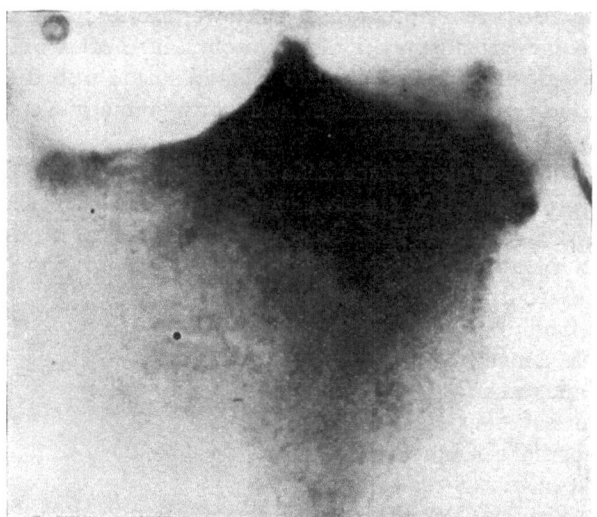

Fig. 8. Vergr. ca. 700.

Die Kerne sind in fast allen Fällen gut erhalten, bei einzelnen Zellen nach der Peripherie gerückt (Fig. 11).

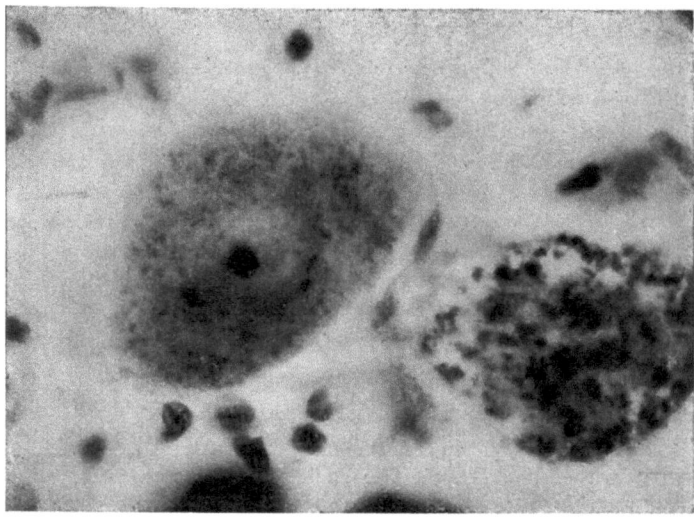

Fig. 9.

Besonders auffallend — und vor allem meines Wissens noch nicht beschrieben — ist jedoch eine Veränderung, welche durch die Fig. 12, wiedergegeben ist.

Die Zelle fällt sofort durch ihr sehr helles Aussehen auf und ist in den Präparaten schon mit schwacher Vergrößerung nicht zu übersehen. Es ist diese Helle eigentlich auch das einzig Besondere, was die Zelle darbietet. Im übrigen ist sie von normaler Größe, ebenso der Kern; er ist mit deutlicher Membran versehen, kaum gefärbt und enthält ein etwas peripher gelagertes, aber völlig normal erscheinendes Kernkörperchen. Der Zelleib zeigt eine annähernd gleichmäßig verteilte Punktierung, nur die Zone um den Kern ist so gut wie frei von Körnchen.

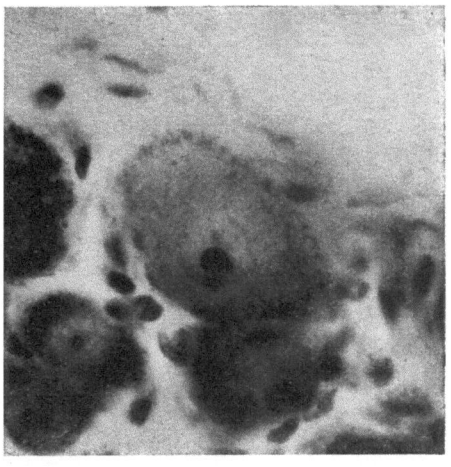

Fig. 10.

Nicht immer ist die Zellform, die soeben beschrieben wurde, in allen

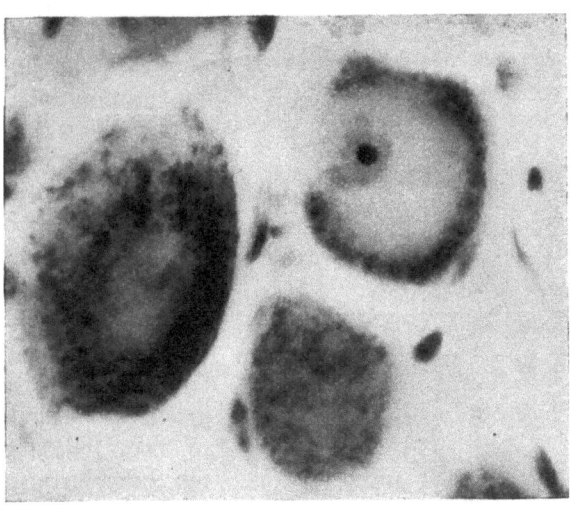

Fig. 11.

Punkten genau so im Präparat zu sehen. Fig. 13, 14 u. 15 bringen Zellen zur Darstellung, die wohl im Prinzip mit Zelle d zu identifizieren sind, die aber im einzelnen kleine Abweichungen zu konstatieren gestatten.

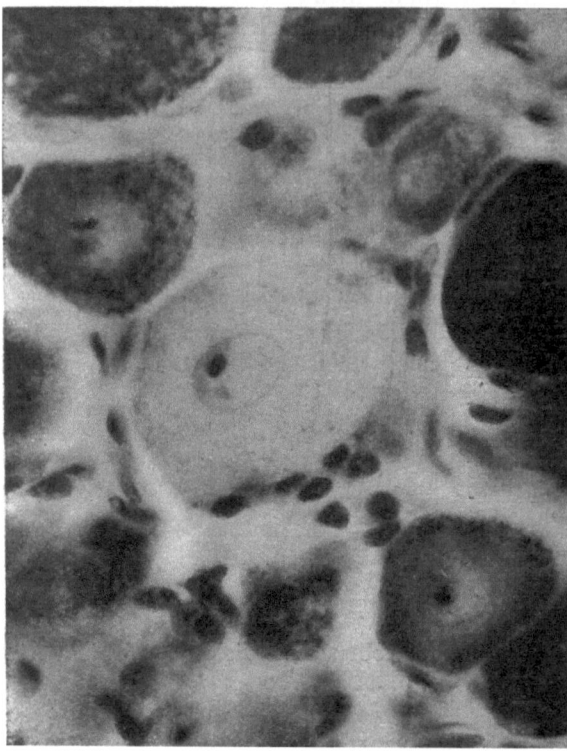

Fig. 12.

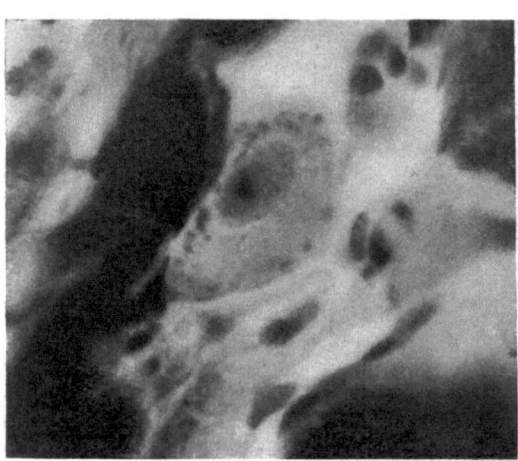

Fig. 13.

Ob es sich dabei um Zustandsbilder eines Entwicklungsganges handelt, ist nicht zu sagen.

Fig. 13. Die Zelle ist etwas stärker gefärbt als die vorhergehende; die Gebilde, welche im Zelleib liegen, sind teilweise etwas größer als in Fig. 12, doch ist die mehr periphere Anordnung nicht zu verkennen. Der Zellkern, ebenfalls etwas dunkler als in obiger Figur, ist mehr semmelförmig, das Kernkörperchen auf der Photographie nicht deutlich zu erkennen, im Präparat ohne Besonderheiten.

Fig. 14 bringt wieder eine etwas andere Form derselben Zelle. Auch hier ist der Zelleib stärker gefärbt als in Fig. 12. Was die Zelle aber besonders von Fig. 12 zu trennen scheint sind die großen quadratischen und polygonalen gefärbten Substanzen im Zelleib und der dunkle Kern. Es würde die Zelle also wohl mehr zu den Typen zu rechnen sein, wie sie Fig. 11 zeigt?

(Lokaler Ausfall der Färbbarkeit!) Eine definitive Entscheidung darüber ist zunächst noch nicht zu fällen, doch spricht gerade die Form der gefärbten Gebilde und dann ihre periphere Lagerung entschieden für

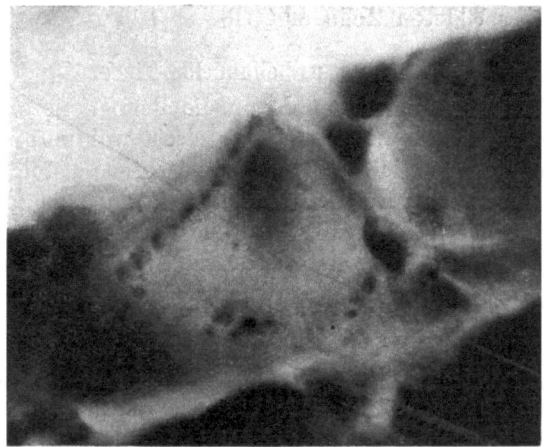

Fig. 14.

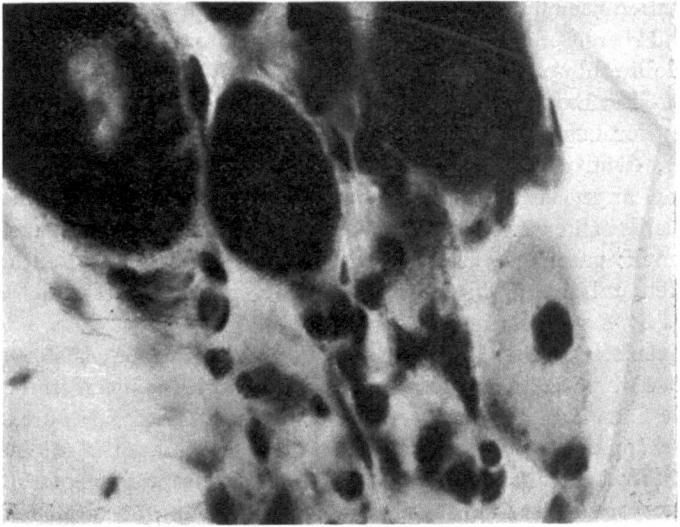

Fig. 15.        Vergr. 1:650.

die Berechtigung, die Zelle in der hier gewählten Gruppierung unterzubringen.

Fig. 15 läßt an sich wohl keinen Zweifel zu, daß die Zelle mit Fig. 12 zusammenzustellen ist; doch ist hier ganz verschieden das Verhalten des Kernes: er ist verkleinert, hat seine Membran verloren und ist tiefdunkel gefärbt, so daß von einem Kernkörperchen nichts mehr zu sehen ist. Nach dem was oben bereits über die Bedeutung des Kernes gesagt ist, darf man hier wohl sagen, daß diese Zelle ein degeneratives Stadium jener zuerst abgebildeten Zelle darstellt.

### Vergiftung unbehandelter Tiere.

In der Einleitung ist schon davon die Rede gewesen, in welcher Weise die Anlage der ganzen Versuche gedacht war und auch von den Schwierigkeiten, welche sich dann geltend machten; es folgte dann auch eine eingehende kritische Beleuchtung aller dieser Fragen. Wie sich nun die Arbeit schließlich gestaltete, ist in dem Folgenden deutlich zu ersehen, eine besondere Darstellung zur besseren Übersicht konnte daher unterbleiben.

### I. Versuchsreihe.

Subakute (maximale) Vergiftung d. h. die Tiere erhalten jeden zweiten bis dritten Tag die eben noch mögliche Maximaldose. Zeitdauer des Versuchs länger als 5 Tage: d. h. Überschreitung der Zeit, in der bereits Antikörper auftreten; andererseits nie länger als 10 Tage, da dann die Menge der gebildeten Antikörper bereits berücksichtigt werden muß.

Es sind die Tiere 1 und 2 der Tabelle. Sie erhielten 0,34 bzw. 0,45 mg und starben nach 6 bzw. 8 Tagen. Dieser Unterschied, daß das eine Tier nach 0,34 mg bereits in 6 Tagen starb, während das andere 2 Tage länger lebte, obwohl es mehr Gift erhalten hatte, läßt sich wohl aus der individuellen Empfindlichkeit erklären, d. h. durch die Geschwindigkeit, mit der der Organismus auf die erste Injektion mit Antikörperbildung reagiert, denn wie man aus der beigegebenen Tabelle ersieht, wurden die oben angegebenen Dosen in zweimaligen Injektionen verabreicht.

Besonders deutlich sind die Veränderungen der Nervenzellen im Brustmark: schon mit schwacher Vergrößerung erkennt man deutlich die hellen, relativ gleichmäßig gefärbten Zellen, etwa in der Weise wie sie Fig. 3, 4 und 5 zeigen.

Im Halsmark sind die Mehrzahl der stichochromen Zellen so, daß man geneigt wäre, sie auf den ersten Blick und bei schwacher Vergrößerung für normal zu halten. Auffallend erscheinen die Zellen durch dunkle Färbung (pyknomorph?) und durch die Deutlichkeit, mit der die Achsenzylinderfortsätze zu sehen sind: Statt des blassen oder ungefärbten Nervenfortsatzhügels, treten lange spießförmige, gut sichtbare Fortsätze auf. Nur einzelne Zellen zeigen so schwere Veränderungen, wie die Zellen des Brustmarkes, meist aber findet man Typen, wie sie in der allgemeinen Darstellung durch die Fig. 1 und 2 vertreten sind. Fast keine Zelle ist von diesen geringen Veränderungen verschont geblieben.

An den Spinalganglienzellen finden sich alle Veränderungen, wie sie durch die oben beschriebenen Abbildungen zum Ausdruck gebracht sind: vor allem auch jener helle Typ, den die Fig. 12—14 veranschaulichen; in jedem Schnitt etwa 2—3 solcher Zellen. Diese Versuchsreihe mit der angegebenen Methodik führt also sehr gut und schnell zu einer sicheren Grundlage für die folgenden Arbeiten: Sie lehrte die Nervenzellveränderungen kennen, welche als Folge der einfachen Vergiftung auftreten.

## II. Versuchsreihe.

Akute Vergiftung mit Dosen von 0,3 mg bis 5,0 mg; Tod der Tiere innerhalb 48 Stunden, also in einer Zeit, wo die Antikörperbildung nur so gering sein kann, daß sie praktisch nicht zu berücksichtigen ist.

Es sei nochmals betont, daß diese Dosen das Doppelte bis 30fache der tödlichen Minimaldosis betragen. Trotzdem sterben die Tiere alle etwa nach der gleichen Zeit, nach etwa 24—28 Stunden. Es hängt das mit der Inkubationszeit oder besser noch mit der Latenzzeit des Giftes zusammen. Dieselbe währt, unabhängig von der angewandten Menge, etwa 20 Stunden. Nach dieser Zeit sterben die Tiere verschieden rasch, je nach der Dosis, doch schwankt diese Zeit, in der sie sterben nur in engen Grenzen. So starb das Tier, welches 0,3 mg erhielt nach 27 Stunden, dasjenige, welches 5,0 mg erhalten hatte (also das 17fache) nach $23^{1}/_{2}$ Stunden.

Man hätte nun im histologischen Befund keine großen Verschiedenheiten zu erwarten brauchen, da die eine Komponente der Giftwirkung, die Zeit, in allen Versuchen, etwa die gleiche war.

Trotzdem sind die Unterschiede recht bemerkenswert, um so deutlicher natürlich, je weiter die Tiere in dieser Reihe voneinander entfernt stehen. Es sollen die beiden Extreme derselben kurz dargestellt werden

a) Tier Nr. 3.

Erhielt einmalig 0,3 mg Abrin subcutan, zeigte nach 19 Stunden die ersten Symptome, indem es matt wurde, sich weniger prompt aufrichtete, wenn man es auf die Seite legte, und ging dann nach 8stündigem Koma unter starkem Speichelfluß zugrunde.

Die Zellveränderungen erreichen nicht jene höchsten Grade, welche oben beschrieben wurden, doch sind Bilder, wie sie Fig. 1 und 2 wiedergeben, überall zu finden. So wie bei den subakut maximalen Vergiftungen, so ist auch hier das Brustmark an den Veränderungen am stärksten beteiligt, erheblich weniger Hals- und Lendenmark. Besonderheiten gegenüber den Zellen der subakut maximal vergifteten Tiere treten nicht auf. In den Spinalganglienzellen findet sich nicht der beschriebene helle Typ (vgl. Fig. 12), sondern nur die übrigen Formen der Chromatolyse. (Fig. 9, 10, 11).

b) Tier Nr. 15.

Erhielt einmalig 5,0 mg Abrin subcutan; nach 20stündiger Latenzperiode innerhalb 4 Stunden tot; kein eigentliches Koma; in der letzten Stunde Laufbewegungen in Seitenlage.

Die Zellveränderungen sind an sich kaum schwerer, wie bei dem vorhergehenden Tier beschrieben wurde, doch sind Zelleib und Fortsätze in vielen Fällen bedeckt mit mehr oder weniger ausgedehnten Inkrustationen. Im Zwischengewebe ziehen sich lange dunkle Körnchenreihen hin und zeugen von schweren Veränderungen, welche die Fortsätze erlitten haben müssen. Gelegentlich treten Vakuolen im Zellleib auf, gelegentlich auch ganz schwere Kernveränderungen: Verlust der Membran, dunkle Färbung und Schrumpfung des Kernes.

Die Spinalganglienzellbilder sind ganz gleich den soeben bei Tier Nr. 3 bezeichneten, der helle Typ wird auch hier vermißt.

### Vergiftung von immunisierten Tieren.

Die Lösung der Grundfrage des gegebenen Themas, das Verhalten immunisierter Tiere gegen Toxine, ist nun durch die dargestellten Vorversuche und die mitgeteilten Funde vorbereitet.

Zwei Reihen von Versuchstieren sind hier zu unterscheiden, welche zu völlig gegensätzlichen Resultaten geführt haben, obwohl die Methodik in beiden Reihen auf den ersten Blick kaum verschieden erscheint.

Die erste Reihe erhielt eine bestimmte Menge Antitoxin (Mercks Serum) intravenös und nachfolgend in Einzelportionen jeden 2. Tag soviel Toxin, als die Tiere den zugeführten Antikörpern entsprechend vertragen konnten; es wurde also in der Giftverabreichung ganz entsprechend vorgegangen, wie es bei den subakut maximalen Vergiftungsversuchen geschehen war, um darin möglichste Gleichheit der Versuchsbedingungen anzustreben.

In der zweiten Reihe — es sind das die Tiere 19, 20 21 der Tabelle — erhielten die Tiere auf einmal die ganze Dose, gegen die sie tolerant waren. Diese Reihe zeigt keine Besonderheiten: sie entspricht in ihren Resultaten völlig dem, was von Mott und den anderen oben genannten Autoren angegeben ist: Man findet keine mit Sicherheit nachweisbaren Veränderungen, gelegentlich hat man den Eindruck, als wenn die Chromophilie der Zellen (nach Nissl ein Kunstprodukt!) etwas häufiger sei, als man es im allgemeinen zu finden pflegt.

Dagegen bieten die Zellen der ersten Reihe Veränderungen dar, welche weit schwerer sind, als die, welche durch einfache Vergiftung zu erhalten waren. ,,Schwerer" ist hier nun allerdings zum Teil auch so zu verstehen, daß nicht die Einzelzelle dieser Reihe noch weitgehendere Zerstörung erfahren hätte, als wie sie bei der subakuten maximalen Vergiftung zu beobachten war, sondern so, daß erstens die schwersten Zellveränderungen in größerer Zahl auftreten (oft bietet ein ganzer Querschnitt des Rückenmarks nur solche Typen) und zweitens daß nicht nur in diesem oder jenem Abschnitt des Rückenmarks oder der Medulla oblongata solche Zerstörungen zu erkennen sind, sondern sie sind fast allgemein; während oben festgestellt werden konnte, daß das Brustmark die deutlichsten Bilder der Zellveränderung liefert, hat sich hier der Unterschied verwischt; in allen Teilen des Rückenmarks findet man nur einzelne Zellen, die noch eine deutliche Anordnung der färbbaren Substanzportionen erkennen lassen.

Da diese Versuche wohl in dieser Form und Ausführung bis jetzt nicht gemacht wurden, so füge ich zunächst die Protokolle im Auszug bei.

Tier Nr. 7.
26. I. 1911. Kaninchen von 1500 g erhält 1,0 ccm Serum (Jequiritol).
26. I. bis 31. I. völlig unverändert.
31. I. 1911. Gewicht 1458 g erhält 0,42 mg Abrin.
1. II. bis 4. II. völlig munter, Gewicht steigt auf 1630 g.
4. II. 1911. Gewicht 1630 g, erhält 1,47 mg Abrin.
Das Tier macht an den folgenden Tagen keinen guten Eindruck, erholt sich aber schnell und gut.
9. II. 1911. Gewicht 1500 g, erhält 4,0 mg Abrin.
10. II. 1911. Gewicht 1389 g, stirbt.
Sektionsbefund: Typische Abrinvergiftung, Invagination am Dünndarm.
Gesamtdose: 5,89 mg auf 1,0 ccm Serum.

Tier Nr. 8.
26. I. 1911. Kaninchen von 1250 g Gewicht erhält 0,5 ccm Serum morgens 7 Uhr 30.
11 Uhr 30 wird 0,42 mg Abrin gegeben.
28. I. 1911. Gewicht 1170 g. Von einer Injektion wird Abstand genommen.
31. I. 1911. Gewicht 1220 g, erhält 0,63 mg Abrin.
1. II. bis 4. II. Das Tier macht keinen gesunden Eindruck, apathisch, verminderte Freßlust.
4. II. 1911. Gewicht 1030 g, erhält 0,42 mg Abrin.
4. II. bis 9. II. Tier nur einen Tag deutlich verändert, sonst meist angängiger Zustand; dagegen dauernde Gewichtsabnahme.
9. II. 1911. Gewicht 980 mg, erhält 1,0 mg Abrin.
10. II. 1911. Deutlich kranker Zustand, große Schwäche, verminderter Appetit, Diarrhöen.
In den nächsten Tagen gute Erholung, gewinnt sein Gewicht annähernd wieder (1190 g) und wird am
14. II. 1911 getötet, nachdem es sich völlig erholt hatte.
Gesamtdose: auf 0,5 ccm Serum 2,47 mg Abrin.
Sektionsbefund: Außer leichten Hämorrhagien an der Injektionsstelle keine typischen Abrinbefunde.

Tier Nr. 9.
26. I. 1911. Kaninchen im Gewicht von 1400 g erhält 0,5 ccm Serum und 2 Stunden später 0,42 mg Abrin.
28. I. 1911. Gewicht 1340 g, erhält 0,25 mg Abrin.
31. I. 1911. Gewicht 1230 g, erhält 0,25 mg Abrin.
6. II. 1911. Gewicht 1280 g, erhält 2,1 mg Abrin.
7. II. 1911. Gegen Abend entwickelt sich ein äußerst schwerer Zustand, während vorher trotz des abnehmenden Gewichtes das Befinden und der Appetit stets leidlich gewesen waren.
Jetzt aber hockt das Tier aufgebläht und schläfrig in einer Ecke, ist nicht durch Aufscheuchen dazu zu bringen, seinen Platz zu wechseln. Angestrengte, stark beschleunigte Atmung, begleitet von einem röchelnden, keuchenden Geräusch.

Ich glaubte den Tod nahe bevorstehend, da ich solche ähnlichen Symptome schon von der Vergiftung als agonale kannte und dachte an eine vorzeitige Unterbrechung des Experimentes. Schließlich stand ich davon ab und ließ das Tier leben.

8. II. 1911. Das Tier macht einen wesentlich besseren Eindruck, es bewegt sich spontan, allerdings noch träge und schleppend.

Nach einigen Stunden völlige Erholung, die auffallend schnell vor sich ging; gegen Mittag frißt das Tier und unterscheidet sich nicht mehr wesentlich von einem gesunden.

Um 12 Uhr Tod durch Verbluten.

Sektionsbefund: Ausgedehnte Ecchymosen und starkes Ödem an der Injektionsstelle; Hämorrhagien in Lunge und Netz; Darmschleimhaut durch feine streifenförmige Blutungen gesprengelt; sonst die Erscheinungen einer leichten Abrinvergiftung.

Gesamtdose: auf 0,5 ccm Serum 3,02 mg Abrin.

Die folgenden Tiere, die sich hier noch anschließen, Nr. 10 und Nr. 12, nehmen eine Sonderstellung ein. Beide haben 1,0 ccm Serum erhalten, sterben aber bereits nach zweimaliger Injektion von Abrin; die Gesamtdose des Giftes betrug dabei 2,73 mg bzw. 5,84 mg, Mengen, deren völlige Neutralisation man erwarten sollte, wenn man bedenkt, daß Tier Nr. 9 auf 0,5 ccm Serum 3,02 mg Abrin erhalten hat und am Leben blieb. (Vgl. auch Tier Nr. 20 und Nr. 21).

Tier Nr. 10.

28. I. 1911. Kaninchen von 2440 g erhält 1,0 ccm Serum.

31. I. 1911 erste Injektion von 0,63 mg Abrin. Tier bleibt völlig munter, nimmt sogar etwas zu.

4. II. 1911. Gewicht 2450 g, erhält 2,10 mg Abrin. Am folgenden Tag noch völlig munter.

6. II. 1911. Das Tier zeigt ein auffallendes Benehmen, erst unruhig, dann sehr still und träge, frißt nicht. Gegen Abend gestorben.

Sektionsbefund; Hämorrhagisch infiltrierte Injektionsstelle, ganz leichte Erscheinungen einer Abrinvergiftung. Große dunkle Milz; sonst nichts zu finden, was den Tod hätte herbeiführen können.

Gesamtdose: Auf 1,0 ccm Serum 2,73 mg Abrin.

Tier Nr. 12.

31. I. 1911. Kaninchen von 1500 g erhält 1,0 ccm Serum.

4. II. 1911. Injektion von 0,84 mg Abrin. Das Tier wiegt 1520 g.

9. II. 1911. Gewicht 1400 g erhält 5,0 mg Abrin.

11. II. 1911 gestorben, 1250 g; nach Erscheinungen wie bei Nr. 10.

Sektionsbefund: genau wie vorher: zahlreiche Cysticerken im Netz.

Gesamtdose: auf 1,0 ccm Serum 5,84 mg Abrin.

Die vorstehenden Protokolle zeigen deutlich, wie wechselnd Verlauf und Ende der Versuche bei nicht sehr verschiedenen Bedingungen sich gestalteten. Auffallend ist zunächst, daß die Tiere bereits nach Dosen starben, gegen die sie immun sein sollten, da es feststand, daß 1 ccm Serum etwa 10 mg Abrin unschädlich machen konnte. (Versuch Nr. 21.) Hier aber starben die Tiere bereits bei Dosen, welche nur $1/2$ bis $1/3$ bis $1/4$ der zuträglichen Menge ausmachten. Auffallend erscheint vor allem auch der schnelle Tod der Tiere 10 und 11, welche bereits nach zweimaliger Injektion starben, während in den übrigen Versuchen 3 und 4 mal Toxin gegeben wurde.

Bei allen diesen Tieren findet man jene ausgebreiteten und schweren Veränderungen, von denen oben schon die Rede war; wichtig ist hierbei nochmals die Feststellung, daß ein prinzipieller Unterschied der Zellveränderungen nicht zu konstatieren war, durch den etwa festgestellt werden konnte, welches Tier an reiner Giftwirkung zugrunde gegangen, welches Tier zuvor immunisiert gewesen.

Eine völlig befriedigende Erklärung der mitgeteilten Tatsachen ist bei dem im ganzen geringen Material und auch bei dem heutigen Stande der Immunitätswissenschaft nicht unbedingt zu geben, um so weniger da in meinen Versuchen das Verhalten der Nervenzellen interessierte und eine serologische Analyse der Fälle unterblieb.

An dreierlei war aber vor allem zu denken:

Erstens: Der unerwartet frühe Tod der Tiere konnte dadurch hervorgerufen sein, daß die Antikörper in wenigen Tagen so weit ausgeschieden waren, daß der noch bleibende Rest nicht genügte, um größere Toxindosen unschädlich zu machen. Es wäre das die einfachste Erklärung gewesen. Dagegen sprachen jedoch einige Kontrollversuche, welche ich an Mäusen machte und auch vor allem der Verlauf der Versuche 8 und 9. Es hatten diese Tiere 0,5 ccm Serum erhalten; darauf injizierte ich bei Tier Nr. 8 während der nächsten Tage 2,47 mg Abrin; die letzte Dosis betrug 1,0 mg und wurde 15 Tage nach der Serumeinspritzung gegeben. Tier Nr. 9 erhielt im ganzen 3,02 mg, letzte Dose 2,10 mg 11 Tage nach dem Serum. Beide Tiere überstanden die Vergiftung und wurden getötet. Die Tiere aber, welche in der oben gegebenen Aufführung am interessantesten sind, erhielten die tödliche Dose bereits 7 und 9 Tage nach der Seruminjektion, kamen trotzdem zum spontanen Exitus.

Zweitens: Es konnte sich bei den Tieren um eine gesteigerte Empfindlichkeit gegen Abrin handeln. Ich möchte das jedoch auch in Hinblick auf den Verlauf der Versuche 5, 6 und 11 ablehnen. Es wurde diesen Tieren während 4—8 Wochen jeden 2.—4. Tag, später in Pausen bis zu 15 Tagen Abrin gegeben; die Tiere vertrugen aber stets höhere Dosen, so daß in dieser Zeit eine respektable Immunität erreicht werden konnte; von einer Überempfindlichkeit wurde nichts beobachtet.

Drittens: Es konnte sich in dem Verlauf und Ergebnis der Versuche um Wiederholung des in der Serologie bekannten Dungern-Danyzschen Phänomens handeln. Es findet seinen Ausdruck in folgendem Versuch: Setzt man zu 1 Immunitäts-Einheit (I. E.) so lange Toxin zu bis ein Tier an der Mischung zugrunde geht (letale Dosis), so braucht man zu diesem Ende weniger Toxin, sobald man dasselbe fraktioniert dem Serum zusetzt. Die Ähnlichkeit dieser Versuche mit den meinigen erscheint nun in der Tat recht groß, ob aber die Erklärung zutreffend ist, darüber können nur neue, auf breiterer Basis angelegte Untersuchungen Aufschluß geben.

Eines aber geht aus den gemachten Erfahrungen hervor, daß es bei passiv immunisierten Tieren nicht angängig ist, fraktionierend — d. h. entsprechend einer subakut maximalen Vergiftung — die Dosen zuzuführen, wenn man Aufschluß darüber zu erhalten wünscht, wie sich die Nervenzellen von immunisierten Tieren gegen eingeführte Toxine verhalten.

Unter Hinweis auf die zuletzt mitgeteilten Protokollauszüge (Tier 7, 8, 9 und 10, 12) seien hier noch die Veränderungen erwähnt, die bei diesen Tieren gefunden wurden.

Zusammenfassend sei dabei festgestellt: Tier Nr. 7, 8 und 9 zeigen geringere Veränderungen. Es war bei ihnen eine relativ kleine Dose Gift mehrmals und zugleich in längerer Zeit zur Anwendung gekommen (10 bis 19 Tage), eine Zeit, in der die Möglichkeit einer aktiven Antitoxinbildung sehr gut gegeben ist, und die auch wahrscheinlich das Ende der Tiere verzögerte. Die Veränderungen sind dementsprechend, daß ein Angriff der Zellen durch das Gift direkt wohl kaum erfolgte, auch wesentlich geringer[1]).

Die Versuche Nr. 10 und 12 stellen dagegen meines Erachtens typische Parallelversuche zu denen Dungerns dar, indem durch die ersten recht großen Dosen (0,63 mg bzw. 0,34 mg) bereits eine erhebliche Menge von Antitoxin verbraucht war, als die zweite hohe Dose gegeben wurde (2,10 mg bzw. 5,0 mg).

Dementsprechend sind auch die Bilder, indem bei Nr. 10 die Veränderungen sowohl leichter, als auch in geringerer Ausdehnung zu konstatieren sind als bei Nr. 12.

Tier Nr. 9.

Immunisiert mit 0,5 ccm Serum; erhält fraktioniert 3,02 mg Abrin; überwindet einen sehr schweren Zustand und wird nach guter Erholung (4 Stunden später) getötet.

Im Rückenmark erscheinen die motorischen Zellen der Vorderhörner völlig normal. Fast nirgends ist man — bei schwacher Vergrößerung — geneigt, Veränderungen anzunehmen. Mit außerordentlicher Deutlichkeit heben sich färbbare und nicht färbbare Substanz voneinander ab, weit sind die ungefärbten „Bahnen" im Zelleib deutlich zu erkennen.

---

[1]) Daß in etwa 20 Tagen bereits reichlich Antitoxin gebildet werden kann, geht aus einem Versuch Werhovskys*) in Zieglers Laboratorium hervor. Er impfte Kaninchen mit Abrin, um die Symptomatologie und die Organveränderungen festzustellen. Ein Tier nun, dem er kleinere Dosen gegeben hatte, zeigte nach etwa 20 Tagen eine solche Giftfestigkeit, daß er ihm 0,22 g geben mußte, um es zu töten.

*) Werhovsky, Zieglers Beiträge 18, 95.

Bei starker Vergrößerung ergibt sich Rarefizierung der färbbaren Substanz, sonst kaum wesentliche Abweichungen vom Äquivalentbild.

Wenn ich nun ganz kurz aus den mir gezogenen Grenzen heraustrete und von den motorischen Kernen der Medulla rede, so geschieht dies nur, weil ich da eigenartige, von dem sonst üblichen Bilde völlig abweichende Verhältnisse fand, nämlich im Trigeminuskern und im Nucl. oculomotorius. Es zeigen beide Gebiete Anfänge bzw. weit fortgeschrittene Stadien jener Veränderung, welche Nissl, Marinesco u. a. bei Durchreißung der peripheren Nerven gefunden haben. Ob es sich hier um einen „zufälligen" Befund handelt, oder um einen solchen, wie er bei der Abrinvergiftung vorkommen kann, vermag ich nicht zu sagen (Fig. 16). Jedenfalls habe ich in keinem der übrigen Fälle etwas davon gesehen.

An den Spinalganglienzellen finden sich am deutlichsten die Zeichen einer Giftwirkung. Einzelne Zellen mit fast völlig zerfallenen färbbaren Substanzen (Chromatolyse) der Kern zur Hälfte stark gefärbt, zur Hälfte blaß, das Kernkörperchen stets in der dunklen Partie. Im Zelleib scheint der Prozeß meist in einer mittleren Zellzone zwischen Kern und Zellperipherie zu beginnen, so daß recht charakteristische Formen entstehen.

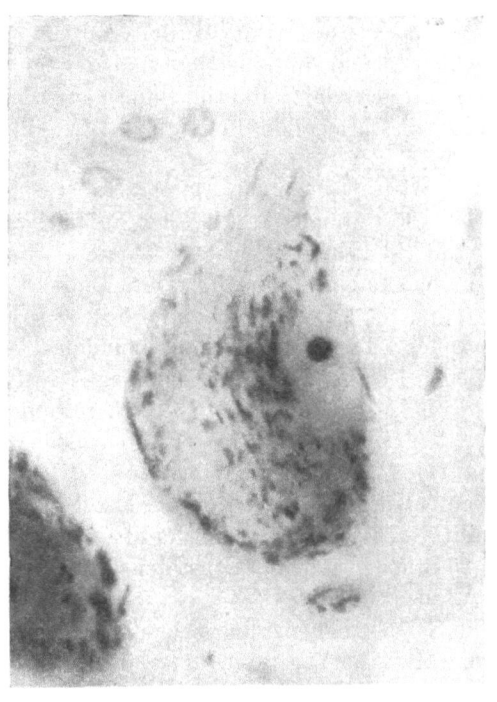

Fig. 16. Vergr. 750.

Neben diesen Bildern beobachtet man auch wieder jenen hellen Typ, wie ihn Fig. 12 wiedergibt; meist ist hier jedoch der Kern sehr stark in Mitleidenschaft gezogen, er ist geschrumpft, sehr dunkel gefärbt und ohne Membran — so wie ihn Abb. 15 darstellt.

Tier Nr. 8.

Ebenso wie das zuvor besprochene Tier behandelt: eine etwas geringere Dosis, 2,47 mg, ebenfalls fraktioniert in der gleichen Zeit; übersteht infolgedessen den kritischen Tag, der bei Nr. 9 so scharf sich ausprägte, leichter und wird 4 Tage danach getötet.

Die motorischen Zellen des Rückenmarkes und der Medulla oblongata zeigen nur sehr wenig Veränderungen, offenbar ist in diesen 4 giftfreien Tagen der ganze Prozeß einer Abrinwirkung sehr langsam vor sich gegangen (vielleicht Toxon-Einfluß?): Färbbarkeit der nicht färbbaren Substanz in den einzelnen Zellen, leichte Quellung und Abbröckelung der färbbaren Substanzportionen in den anderen Zellen dürften wohl neben den reichlich im Zwischengewebe vorhandenen Abbauprodukten das einzige sein, was erwähnt werden muß.

In den Spinalganglienzellen sind nur leichtere Grade von Chromatolyse vertreten; die Zellkerne sind so gut wie unbeschädigt. Den schon mehrfach beschriebenen hellen Typ (Fig. 12) habe ich nicht gefunden.

Tier Nr. 7.
Injektionsmethodik genau wie oben.

Dieses Tier nimmt eine mittlere Stellung zwischen Nr. 9 und 8 einerseits und Nr. 10 und 12 andererseits ein. Es hatte bei der zweiten Injektion bereits eine hohe Dosis erhalten (1,47) höher als die ersten bei Nr. 10 und Nr. 12. Daß es bei der dritten Injektion von 4,0 mg so rasch starb (nach 1 Tag), scheint nicht erstaunlich, wenn man die oben wiedergegebenen Überlegungen als Grundlage wählt. Der schnelle Tod ist darnach wohl sicher einer akuten Toxinwirkung zuzuschreiben, indem alle früher injizierten Antikörper durch das Toxin und die Toxone der ersten Dose weggenommen waren.

Dementsprechend ist auch der histologische Befund direkt vergleichbar mit Nr. 3 jener akuten Vergiftung mit 0,3 mg Abrin, wo der Tod nach 27 Stunden eintrat. Es ist den damals gegebenen Zellbeschreibungen nichts hinzuzufügen.

Die Spinalganglienzellen zeigen ebenfalls zum Teil recht weitgehende chromatolytische Veränderungen. Es finden sich auch Anklänge an den schon mehrfach genannten Typ von hellen Zellen (Fig. 12). Doch jene vollständige Ausbildung zeigen hier die Bilder nicht, die feine Körnelung, welche dort nur ganz zerstreut im Zelleib auftritt, ist hier noch wesentlich stärker vorhanden.

Tier Nr. 10.
War durch 1,0 ccm Serum gegen 10,0 mg Abrin immunisiert, erhielt in zweimaliger Injektion 2,73 mg Abrin (erste Dose 0,6 mg) und starb nach 2 Tagen. Sektion ergab Abrintod.

Die schwersten Veränderungen finden sich im Lendenmark; die motorischen Zellen sind tiefgreifend und in weiter Ausdehnung zerstört. Keine Zelle ist normal, schwere Veränderungen, wohin man blickt, Inkrustationen bei allen Typen, lange Körnchenreihen durchziehen das Zwischengewebe, Schädigungen an Glia und Gefäßapparat.

Auffallend sind überall die schweren Kernveränderungen, Bilder, wie sie Sarbò[1]) bei Kompression der Aorta beschrieben hat, fanden

---

[1]) Sarbò, Neurol. Centralbl. 14.

sich vielfach: klein, dunkel, körnig, ganz unregelmäßig gestaltet, ohne Membran und oft ohne Kernkörperchen.

Die Spinalganglienzellen zeigen ganz entsprechend den jetzt geschilderten Bildern schwere Veränderungen, deutlich ist auch wieder der helle Zelltyp vertreten.

Tier Nr. 12.

Nach 1,0 ccm Serum 5,84 mg Abrin in zweimaliger Dose, Tod nach 2 Tagen; Abrinwirkung bei der Sektion deutlich.

Waren bei Nr. 10 die Veränderungen schon überaus schwer und weit verbreitet, so werden sie doch fast in den Schatten gestellt von den Bildern, welche Nr. 12 zeigt. Alle Typen und alle Grade mit schweren Inkrustationen sind vertreten. Besonders reichlich tritt wieder jene Verteilung von hellen und dunklen Partien im Zelleib auf, wie sie Fig. 7 und 8 zeigen.

Die überaus wechselnden Formen und Bilder, welche die Zellen darbieten, sollen hier nicht näher beschrieben werden.

Von den Spinalganglienzellen sei nur erwähnt, daß sich unter den übrigen pathologischen Bildern auch wieder der helle Typ findet (vgl. Fig. 12).

Als Abschluß zu dieser Darstellung über die Wirkung des Abrins auf Nervenzellen gesunder und passiv immunisierter Tiere will ich die Verhältnisse wiedergeben, die bei Tier Nr. 5 und Nr. 11 festgestellt werden konnten.

Es handelt sich hier um „chronisch" vergiftete Tiere. Dazu sei nochmals bemerkt, daß sich die chronische Vergiftung mit der aktiven Immunisierung im Prinzip deckt: daß bei der langsamen, aber dauernden Beibringung des Toxins der Organismus in ein neues „Nullstadium" einrückt, in dem er Dosen verträgt, welche ihn vorher getötet hätten.

Obwohl nun in beiden Versuchen zu der gleichen Zeit, mit den gleichen Dosen (0,04 mg auf 1500 g Gewicht und 0,06 mg auf 2300 g) gearbeitet wurde, so ist das Ergebnis doch ein durchaus verschiedenes. Man ersieht aus der Tabelle, daß gegen Ende der Versuche die Dosen sich trennen, da das eine Tier (Nr. 11) nicht so regelmäßig mit seiner Gewichtskurve nachkam, so daß etwas langsamer vorgegangen und die letzten Dosen in größeren Zwischenräumen gegeben werden mußten; ob es in diesem Auseinanderweichen der Versuchsbedingungen liegt, daß die Resultate so vollkommen verschieden sind, vermag ich nicht zu entscheiden.

Es sei noch ausdrücklich hervorgehoben, daß meines Erachtens keines der Tiere an einer direkten Giftwirkung gestorben ist, beide zeigten bei der Sektion eine starke Pleuropericarditis purulenta, welche als Todesursache anzusehen war.

Ich komme zur näheren Charakterisierung der Bilder.

Tier Nr. 5.

Erhielt 7 Wochen lang Abrin in steigenden Dosen, anfangs jeden 3. Tag, später in größeren Abständen. Anfangsdosis 0,042 mg (= $^1/_4$ der tödlichen Minimaldosis). Letzte Dosis 1,5 mg, d. h. die 10 fache D.L. Tod des Tieres 2 Tage nach der letzten Injektion. Sektionsbefund Pleuro-Pericarditis purulenta, keine deutliche Abrinwirkung.

Die motorischen Zellen des Rückenmarks zeigen bei schwacher Vergrößerung kaum eine wesentliche Veränderung. In einzelnen Schnitten, besonders im Brustmarke, herrscht starke Chromophilie vor; vereinzelt sieht man auch blassere Zellen, welche an chromolytische Vorgänge denken lassen.

Bei starker Vergrößerung sieht keine Zelle ganz normal aus; zwar ist der Unterschied der färbbaren Substanzportionen gegen die nicht färbbare Substanz ein fast normaler, aber die färbbaren Schollen sind rarefiziert, eigenartig buchtig, haben aber in ihrer Gesamtheit ihre ursprüngliche Gruppierung bewahrt, so daß die Vortäuschung normaler Zellen bei schwacher Vergrößerung sehr wohl möglich ist.

Ähnliche und gleiche Veränderungen finden sich auch in der Medulla oblongata, im Nucl. dent., in den Kernen der Hirnnerven usw.

Die Spinalganglienzellen zeigen neben einer gewissen Chromophylie in einzelnen Zellen eine Durcheinanderwürflung der färbbaren Substanzteile. Sonst ist Auffälliges nicht zu finden; keine ausgesprochene Chromatolyse.

Faßt man das gesamte Bild der Zellveränderungen zusammen, so kann man wohl feststellen: Trotz hoher Dosen, trotz mehrtägiger Lebensdauer nach der letzten Dose nur geringe Abweichungen vom Äquivalentbilde.

Es handelt sich also allem Anschein nach bei dem histologischen Befund um ein **aktiv immunisiertes** Tier, das auf die fast zehnfache tödliche Dosis nur mit geringen Zellveränderungen reagiert, ein Ergebnis, das mit dem von Mott mitgeteilten völlig übereinstimmt.

Es ist danach mit ziemlich großer Sicherheit anzunehmen, daß das Tier nicht den Giftdosen, sondern der akuten Pleuropericarditis erlegen ist.

Schwieriger stellt sich schon die Frage bei Tier Nr. 11.

Tier Nr. 11.

Ähnlich behandelt wie das vorige Tier; steigende Abrindosen von 0,06 mg bis 1,0 mg während 8 Wochen. Tod 7 Tage nach der letzten Injektion. Sektionsbefund: eitrige Pleuro-Pericarditis.

Ein Blick auf die Gewichtskurve überzeugt sofort, daß das Tier mit seiner Antitoxinproduktion nicht der injizierten Toxinmenge entsprechend Schritt gehalten hat. Da diese Produktion neben individuellen Schwankungen sehr von dem Alter der Tiere abhängt, eine Erfahrung, welche man besonders bei der Diphtherieserumgewinnung gemacht hat, so bin ich geneigt, den Grund für das gegen Nr. 5 abweichende Verhalten in dem Alter des Tieres zu suchen ($1^1/_4$—$1^1/_2$ Jahre).

Sicher ist, daß seine Zellen schwerste Veränderungen zeigen.

Im Brustmark erkennt man an fast allen Zellen die Veränderungen, welche durch Fig. 7 und 8 wiedergegeben sind, also hochgradige Veränderung des Zelleibes mit starken Inkrustationen. Die Fortsätze sind gelegentlich weithin sichtbar. Der Kern ist meist hell und bläschenförmig, bisweilen auch dunkel und ohne Membran. Kernkörperchen unverändert.

In den anderen Abschnitten des Rückenmarks erscheint die Zahl der Zellen vermindert, viele blasse Zellschatten liegen zerstreut im Gesichtsfelde, z. T. dicht von gewucherten Gliazellen durchsetzt. Doch nirgends erkennt man hier die Scheidung von hell und dunkel.

Die Zellen der übrigen Regionen, soweit sie untersucht wurden, und die Spinalganglienzellen zeigen die gleichen Veränderungen wie sonst bei einer schweren Abrinvergiftung; auch Bilder wie Fig. 12 sind anzutreffen.

Das Tier gibt also auch histologisch den Befund, der bei richtiger Deutung der Gewichtskurve zu erwarten war.

Damit möge die Skizzierung des Bildes der Abrinvergiftung, wenn auch nicht abgeschlossen, so doch vorläufig beendet sein.

Eine kurze Zusammenstellung des Gefundenen soll auch äußerlich das Ganze beschließen:

1. Abrin ruft bei subcutaner Injektion bei Kaninchen Veränderungen der motorischen Nervenzellen hervor.

2. Die Intensität und die Ausdehnung dieser Veränderungen ist abhängig von der Dose und von der Zeitdauer des Versuchs, wächst proportional diesen Größen.

3. Immunisierte Tiere (sowohl bei aktiver wie bei passiver Immunisierung) zeigen keine oder nur äußerst geringe Veränderungen des Äquivalentbildes (Chromophilie?).

4. Erhalten passiv immunisierte Tiere die Giftdosen in Fraktionierung, so können die Tiere sterben, und es treten Veränderungen der Zellen auf, obwohl die einverleibte Serummenge das Mehrfache der angewandten Giftdosen bei einmaligem Zusatze zu neutralisieren vermag.

Diese Veränderungen lassen sich vielleicht als der anatomische Ausdruck des in der Serologie bekannten Dungern-Danyszschen Phänomens betrachten.

5. Tiere, welche mit genügend hoher Dose vergiftet werden, und welche lange genug leben (30—35 Stunden unterste Grenze), zeigen eine ganz besondere Form der Veränderung in den Spinalganglienzellen (heller, sehr blasser, punktierter Zelleib, heller bläschenförmiger Kern). Da diese Form seither noch nicht bekannt war, so bin ich geneigt, sie als spezifisch für die Abrinvergiftung anzusehen.

Zum Schluß ist es mir noch eine angenehme Pflicht, meinen hochverehrten Lehrern Herrn Prof. Nissl, Freiherrn von Dungern und Herrn Dr. Ranke für ihre freundliche Unterstützung und Mithilfe herzlichst zu danken.

**Auszug aus den Protokollen zur Abrinvergiftung.**

Tabelle zur Abrinvergiftung (Kaninchen).

| Nr. | Gewicht g | Abrin Dosis (mg) | Datum | Tod | Serum in ccm Dos. Dat. | Nachfolgend. Toxingabe mg | Tod | Bemerkungen |
|---|---|---|---|---|---|---|---|---|
| 1. | 1520 | 0,06 | 13. 12. 10 | | | | | |
|  | 1540 | 0,28 | 17. 12. 10 | | | | | |
|  | 1460 | — | | 19. 12. | | | | |
| 2. | 1570 | 0,19 | 13. 12. 10 | | | | | |
|  | 1550 | 0,26 | 18. 12. 10 | | | | | |
|  | 1430 | — | | 21. 12. | | | | |
| 3. | 1570 | 0,3 | 23. 1. 11 | 24. 1. | | | | |
| 4. | 1520 | 0,08 | 23. 1. 11 | | | | | Tod aus unbekannter Ursache, Sektion und mikr. Befund negativ. |
|  | 1505 | 0,06 | 28. 1. 11 | 30. 1. | | | | |
| 5. | 1550 | 0,042 | 25. 1. 11 | | | | | Seit 1. 2. ein Defekt (Nekrose und Abstoßung) an der Injektionsstelle. Sektion ergibt eitrige Pleuroperikarditis; keine deutliche Abrinwirkung. |
|  | 1520 | 0,06 | 28. 1. 11 | | | | | |
|  | 1430 | 0,21 | 31. 1. 11 | | | | | |
|  | 1350 | 0,21 | 4. 2. 11 | | | | | |
|  | 1310 | 0,21 | 9. 2. 11 | | | | | |
|  | 1200 | 0,40 | 13. 2. 11 | | | | | |
|  | 1440 | 0,40 | 22. 2. 11 | | | | | |
|  | 1600 | 0,40 | 7. 3. 11 | | | | | |
|  | 1680 | 0,80 | 12. 3. 11 | | | | | |
|  | 1690 | 1,50 | 18. 3. 11 | | | | | |
|  | 1710 | — | | 20. 3. | | | | |
| 6. | 1520 | 0,042 | 25. 1. 11 | | | | | Nicht untersucht; infolge äußerer Umstände unbrauchbar. |
|  | 1520 | 0,06 | 28. 1. 11 | | | | | |
|  | 1480 | 0,21 | 31. 1. 11 | | | | | |
|  | 1440 | 0,21 | 4. 2. 11 | | | | | |
|  | 1390 | 0,21 | 9. 2. 11 | | | | | |
|  | 1370 | 0,42 | 13. 2. 11 | | | | | |
|  | 1390 | 0,40 | 22. 2. 11 | | | | | |
|  | — | | | 4. 3. | | | | |
| 7. | 1500 | — | | | 1,0  26. 1. | | | |
|  | 1480 | | 28. 1. 11 | | | | | |
|  | 1485 | 0,42 | 31. 1. 11 | | | | | |
|  | 1020 | 1,47 | 4. 2. 11 | | | | | |
|  | 1500 | 4,0 | 9. 2. 11 | | | | | |
|  | 1390 | — | | | | 5,89 | 10. 2. | Starb an der letzten sehr hohen Giftdose. |
| 8. | 1250 | 0,42 | 26. 1. 11 | | 0,5  26. 1. | | | |
|  | 1170 | — | 28. 1. 11 | | | | | |
|  | 1220 | 0,63 | 31. 1. 11 | | | | | Seit 12. 2. ein Defekt. Getötet, nachd. völlige Erholung eingetreten war. |
|  | 1030 | 0,42 | 4. 2. 11 | | | | | |
|  | 980 | 1,0 | 9. 2. 11 | | | | | |
|  | | | | | | 2,47 | 14. 2. | |
| 9. | 1400 | 0,42 | 26. 1. 11 | | 0,5  26. 1. | | | Getötet — sofort nach Überwindung des schwerst. Zustandes. (Ausführl. Bericht im Text.) |
|  | 1340 | 0,25 | 28. 1. 11 | | | | | |
|  | 1230 | 0,25 | 31. 1. 11 | | | | | |
|  | 1170 | 2,10 | 6. 2. 11 | | | | | |
|  | 1150 | — | 8. 2. 11 | | | | | |
|  | | | | | | 3,02 | 8. 2. | |
| 10. | 2440 | — | — | | 1,0  28. 1. | | | Starb an den Abrininjektionen. |
|  | 2440 | 0,63 | 31. 1. 11 | | | | | |
|  | 2450 | 2,10 | 4. 2. 11 | | | | | |
|  | — | | | | | 2,73 | 6. 2. | |

| Nr. | Gewicht g | Abrin Dosis (mg) | Abrin Datum | Tod | Serum Dos. in ccm | Serum Dat. | Nachfolgend. Toxingabe mg | Tod | Bemerkungen |
|---|---|---|---|---|---|---|---|---|---|
| 11. | 2320 | 0,06 | 28. 1. 11 | | | | | | |
| | 2060 | 0,08 | 31. 1. 11 | | | | | | |
| | 2040 | 0,21 | 4. 2. 11 | | | | | | |
| | 2050 | 0,28 | 9. 2. 11 | | | | | | Seit 9. 2. Defekt (durch |
| | 1960 | 0,40 | 13. 2. 11 | | | | | | Bisse anderer Tiere). |
| | 2050 | 0,40 | 22. 2. 11 | | | | | | |
| | 2050 | 0,60 | 7. 3. 11 | | | | | | Absceßbildung — gespalten u. tamponiert. |
| | 2110 | 1,0 | 18. 3. 11 | | | | | | Sektion: Pleuroperikarditis purulenta. |
| | 2040 | — | 21. 3. 11 | | | | | | |
| | — | | | 25. 3. | | | | | |
| 12. | 1500 | — | | | 1,0 | 31. 1. | | | |
| | 1520 | — | | | | | | | |
| | 1620 | 0,84 | 4. 2. 11 | | | | | | |
| | 1400 | 5,0 | 9. 2. 11 | | | | | | Starb an den Injektionen. |
| | — | | | | | | 5,84 | 11. 2. | |
| 13. | 1460 | | | | 0,5 | 28. 1. | | 31. 1. | Zur Prüf. d. Serumwirk. |
| 14. | 1250 | 0,12 | 6. 5. 11 | | | | | | Sektion: deutliche Zeichen einer Abrinvergiftung. |
| | 1210 | — | 8. 5. 11 | | | | | | |
| | 1150 | — | 9. 5. 11 | | | | | | |
| | 1100 | — | 10. 5. 11 | 10. 5. | | | | | (?) |
| 15. | 1420 | 5,0 | 14. 5. 11 | 15. 5. | | | | | |
| 16. | 1530 | 5,0 | 21. 5. 11 | 22. 5. | | | | | |
| 17. | 1170 | 0,10 | 14. 5. 11 | | | | | | Unbrauchbar zur Untersuchung, lagerte lange im Stall. |
| | 1110 | — | 17. 5. 11 | | | | | | |
| | 1100 | — | 20. 5. 11 | | | | | | Sektion: Abrinbefund nicht deutlich. |
| | 1060 | — | 24. 5. 11 | 24. 5. | | | | | |
| 18. | 1470 | 2,0 | 11. 6. 11 | | | | | | Starb. Abrinvergiftung. |
| | 1340 | | 12. 6. 11 | 12. 6. | | | | | |
| 19. | 1500 | | | | 0,15 | 24. 6. | 1,5 | 28. 6. | Getötet. Sektion ohne jede Spur von Abrinveränderungen. |
| 20. | 1610 | | | | 1,0 | 24. 5. | 6,0 | 27. 6. | Getötet. Sektion o. B. |
| 21. | 1480 | | | | 1,0 | 24. 5. | 10,0 | 25. 6. | Getötet. Nichts, was auf Abrinvergiftung hinweisen könnte. |
| 22. | 1700 | 10,5 | 28. 6. 11 | | 1,0 | 28. 6. | | | Starb. Schwere Abrinveränderungen. |
| | 1590 | 5,0 | 29. 6. 11 | | | | 15,0 | 30. 6. | |

## Literaturverzeichnis.

1. Apathy, Mitteilungen aus d. zool. Abt. z. Neapel **12**.
2. Babes, Nervenzellen bei Infektionen. Berl. klin. Wochenschr. **31**. 1898.
   — do, Berl. klin. Wochenschr. **35**. 1998.
3. Bela Nagi, Wutinfektion bei immunis. Tieren. Neurol. Centralbl. **15**.
4. Benda, Bedeutung v. Zellstrukturen. Neurol. Centralbl. **14**.
5. Berkley, Ricinvergiftung. New York medical Record **49**. 1896.
6. Bethe, Allgem. Anatomie u. Physiologie des Nervensystems 1903.
7. Bielschowsky, Methode. Neurol. Centralbl. 1903.

8. Cox, Spinalganglien des Kan. Anat. Hefte 1898.
9. Dopter, Dysenterie. Ann. de l'Inst. Pasteur 1905.
10. Flatau u. Jakobsohn, Handb. des Zentralnervensystems (Makrosk.) 1899.
11. Flemming, Morphol. d. Zelle. Erg. d. Anat. u. Entwicklungsgesch. 7. 1897.
— Bau d. Spinalgangl.-Zellen. Arch. f. mikr. Anat. **46**. 1895.
12. Gehuchten, Système nerveux 1900.
— Anat. fine de la cellule nerveuse. XII. Congr. d. Méd. 1897.
13. Goldscheider u. Flatau (Ziele). Deutsche med. Wochenschr. 1898.
— — Norm. u. pathol. Anat. d. Nervenzellen. Berlin 1898.
— — Pathologie der Nervenzellen. Fortschr. d. Med. 1897, 1898.
14. Held, Beiträge zur Struktur. Arch. f. Anat. u. Physiol. 1895.
15. Holmgreen, Spinalgangl.-Zellen. Anat. Anzeiger **16**, **17**. 1899.
16. Haidenhain, Plasma u. Zelle. 1910.
17. Juliusburger, Neurol. Centralbl. **15**.
18. Jakobsohn, Neurol. Centralbl. **16**.
19. Krause, Anat. des Kaninchens.
20. v. Lenhossek, Fortschr. d. Med. **10**, 1892.
21. Marinesco, Pathol. de la cell. nerveuse. Congr. internat. à Moscou 1897.
— Botulisme. Annales de l'Inst. Pasteur 1900.
22. Monakow, Exper. u. path. anat. Untersuch. Arch. f. Psych. **12**, **16**, **18** usw.
23. Mott. Nervensystem (Vorlesungen) übersetzt von Edinger 1903.
24. Nissl, Hypothese der spezif. Nervenzellfunktion. Allg. Zeitschr. f. Psych. **54**. 1898.
— Krit. Beschreibung von Goldscheider u. Flatau. Deutsche Zeitschr. f. Nervenheilk. **13**.
— Mitteilungen z. Anat. d. Nervenzellen. Allg. Zeitschr. f. Psych. 1894.
— Beziehung der Nervenz. z. d. tätigen, ruhenden u. ermüdeten Zellzustand. Allg. Zeitschr. f. Psych. 1896.
— Über die sogen. Granula d. Nervenzellen. Neurol. Centralbl. 1894.
— Über d. gegenw. Stand d. Nervenzell-Anat. u. -Pathol. Centralbl. f. Nervenheilk. 1895.
— Neuronenlehre u. ihre Anhänger. Jena 1903.
— Über einige Beziehungen zu Nervenzellerkrankungen. Autorefer. Arch. f. Psych. **32**. 1899.
— Veränderungen der Nervenzellen im Facialiskern nach Ausreißung des Nerven. Allg. Zeitschr. f. Psych. **48**.
— Über experim. erzeugte Veränderungen an den Vorderhornzellen des Rückenmarkes bei Kan. Allg. Zeitschr. f. Psych. **48**.
— Mitteilungen z. Anat. der Nervenzellen. Allg. Zeitschr. f. Psych. **50**.
— Ein Brief an Prof. Goldscheider. Fortschr. d. Med. 1895.
— u. Ranke, Technik 1910.
25. Obersteiner, Anleitung beim Stud. des Zentralnervensyst. 1901.
26. Ossipoff, Botulisme. Annales de l'Inst. Pasteur 1900.
27. Pollak, Neurol. Centralbl. 1904.
— u. Kempner, Botulisme. Deutsche med. Wochenschr. 1897.
28. Sarbò, Verschluß d. Aorta. Neurol. Centralbl. **14**.
29. Schaffer, Inanition. Neurol. Centralbl. **16**.
30. Schröder, Histologie u. Histopathol. des Zentralnervensystems 1908.
31. Spielmeyer, Technik 1911.

---

1. Aschoff, Ehrlichs Seitenkettentheorie 1902. Zeitschr. f. allg. Physiol.
2. Behring, Immunität. Deutsche med. Wochenschr. **24**. 1898.

3. v. Dungern, Bindungsverhältnisse. Deutsche med. Wochenschr. 1904.
4. Ehrlich, Ricin. Deutsche med. Wochenschr. 1891.
— Abrin. Deutsche med. Wochenschr. 1891.
— Toxine u. Antitoxine. Münch. med. Wochenschr. 1903.
5. Friedberger, Anaphylaxie. Münch. med. Wochenschr. 1910.
6. Much, Immunitätswissenschaft 1911.
7. Krehl u. Levy, Infektion u. Immunität in: Krehl, pathol. Physiologie 1907.
8. Kraus u. Levaditi, Handb. d. Immunitätswissenschaft 1908.
— Ergänzungsband 1911.

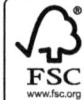

MIX
Papier aus verantwortungsvollen Quellen
Paper from responsible sources
FSC® C105338

If you have any concerns about our products,
you can contact us on
**ProductSafety@springernature.com**

In case Publisher is established outside the EU,
the EU authorized representative is:
**Springer Nature Customer Service Center GmbH
Europaplatz 3, 69115 Heidelberg, Germany**

Printed by Libri Plureos GmbH
in Hamburg, Germany